AF317283

ÉTUDES

SUR

LA GRAVELLE

SES CARACTÈRES PHYSIQUES, SES ANOMALIES,

SES CARACTÈRES CHIMIQUES, SES CAUSES ET SON TRAITEMENT,

PAR

LE DOCTEUR RAOUL LEROY D'ÉTIOLLES

Lauréat de l'Académie impériale de médecine (prix de l'Académie),
Lauréat de la Faculté de médecine (prix Montuyon),
Secrétaire de la Société de médecine du département de la Seine,
Membre de la Société anatomique. De la Société médicale d'Hydrologie.
De la Société médicale du 1er arrondissement. De la Société
médicale de Gannat.
Membre de l'Académie des sciences, belles-lettres et arts de Rouen.
Membre de l'Académie impériale de médecine de Rio-Janeiro.

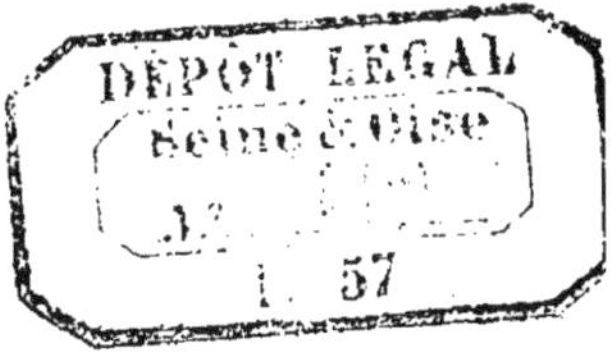

PARIS

LIBRAIRIE DE VICTOR MASSON

17, PLACE DE L'ÉCOLE-DE-MÉDECINE

M DCCC LVII

A mon savant Maître

M. LE DOCTEUR P. RAYER

COMMANDEUR DE L'ORDRE IMPÉRIAL DE LA LÉGION D'HONNEUR,

MÉDECIN DE SA MAJESTÉ L'EMPEREUR,

MÉDECIN DE L'HOPITAL DE LA CHARITÉ,

MEMBRE DE L'INSTITUT, DE L'ACADÉMIE IMPÉRIALE DE MÉDECINE, ETC.

HOMMAGE DE RESPECT ET DE RECONNAISSANCE

De son élève dévoué,

Dr RAOUL LEROY D'ÉTIOLLES.

Corbeil, typ. et stér. de Crété.

DE LA GRAVELLE

CHAPITRE PREMIER.

CE QUE L'ON EST CONVENU D'APPELER GRAVELLE.

On donne le nom de *gravelle* aux concrétions développées dans les voies urinaires sus-vésicales (les uretères, les bassinets, les calices, quelquefois même la substance des reins).

(1) M. le docteur de Crozant, inspecteur à Pougues (*Des coliques néphrétiques et de la gravelle*, 1851).

Le principal caractère de cette maladie est l'émission spontanée de ces concrétions mêlées à l'urine sous forme de sables de différentes grosseurs.

La sortie de ces corps étrangers s'effectue tantôt de suite après leur descente des reins, tantôt après un séjour plus ou moins long dans la vessie. Ces graviers, dans leur trajet du rein à la vessie, causent des douleurs et s'accompagnent ordinairement de symptômes nombreux, à l'ensemble desquels on a donné le nom d'accès, d'attaques, ou de coliques néphrétiques. Je ne parlerai pas de ces coliques, elles sont décrites avec assez de détails dans les traités de pathologie, pour qu'il soit inutile de les dépeindre dans un travail qui n'est pas un traité complet du sujet, mais seulement une étude des points obscurs ou controversés de cette maladie si répandue.

Je signale, chemin faisant, un fait ignoré de bien des praticiens ; à savoir, que la violence des coliques n'est pas toujours en rapport avec le volume du gravier. J'ai vu des malades accuser des douleurs déchirantes, intolérables, suivies d'hématurie, et rendre seulement du sable fin comme des graines de pavot ; d'autres, au contraire, expulser des graviers assez volumineux, gros comme des pois ou de petites fèves sans qu'ils aient souffert avant, lors de leur formation, ou de leur descente. — En pareil cas, l'attention du malade n'est éveillée que lorsque ces graviers franchissent l'urètre en causant un peu de douleur, ou en s'y arrêtant plus ou moins longtemps. Le malade peut aussi n'être averti que par le bruit produit par le corps étranger contre les parois du vase qui reçoit l'urine. Ce fait est un des arguments dont je ferai usage plus loin pour discuter l'opinion d'un médecin distingué, M. de Crozant, inspecteur à Pougues.

On a éprouvé quelque embarras pour désigner d'une manière précise par des noms distincts, les sables et graviers de différentes grosseurs. Je suivrai en cela les divisions adoptées par *M. Civiale*, et par mon père *M. Le Roy d'Étiolles*, les deux hommes qui ont le plus observé, et dont l'expérience est assurément la plus grande dans l'étude des maladies des organes génito-urinaires.

J'appellerai *sables*, les concrétions pulvérulentes très-fines qui se déposent; il faut les distinguer des sédiments qui s'attachent aux parois du vase, par suite du refroidissement du liquide; les urines, quand elles sont sédimenteuses ou jumenteuses, seulement après une violente fatigue, un accès de fièvre, n'indiquent pas une disposition à la gravelle; mais si c'est un état habituel, cela annonce une urine trop chargée de sels, formés d'urates, le plus souvent, et que d'un jour à l'autre, elle peut abandonner dans le rein, sans pour cela attendre sa sortie et son refroidissement dans le vase.

J'appellerai *gravelle*, l'agrégation des sables formant de petits corps plus ou moins arrondis, de grosseur différente. Je les compare à des graines dont le volume est connu de tout le monde, et que je prends comme types. *La gravelle est du volume de la graine de pavot*, de *moutarde*, ou de *millet*, ou bien de *chènevis*.

Les *graviers* sont des concrétions plus grosses, dont le diamètre ne dépasse pas celui de l'urètre ou les limites de sa dilatabilité naturelle. Quant au volume, les plus petits sont comparables à de petits pois, les moyens à des noyaux de cerises, les plus gros à de petites fèves. Ils affectent deux formes : la sphérique et l'ovalaire.

Quelquefois en grossissant, ceux qui sont d'abord sphériques tendent à perdre leur forme; par accroissement ils s'allongent ou s'aplatissent. On a réservé le nom de *calculs* aux concrétions dont le diamètre dépasse celui de l'urètre, et qui ne peuvent sortir sans opération.

Les *pierres* sont de volumineux calculs descendus tels du rein ou ayant grossi dans la vessie ; l'auteur d'un traité sur la gravelle, a dit : « Il n'y a point, entre les graviers et les pierres de différences essentielles, mais seulement des différences de volume. »

Il y en a une autre très-importante, ainsi que nous allons le voir, c'est l'expulsion spontanée. L'économie, par la manière dont elle se comporte, établit une différence entre les graviers et les calculs ; elle supporte la présence d'un gravier sans donner souvent aucun signe de souffrance ; les pierres, au contraire, causent des accidents d'autant plus graves qu'elles sont plus développées ; et j'ajouterai que souvent, par cela même qu'un gravier devient pierre assez grosse, sa nature et sa composition se modifient par suite de l'inflammation à laquelle il donne lieu ; le catarrhe facilite le dépôt des carbonates et des phosphates qui viennent à leur tour former les couches extérieures du calcul.

Il est difficile de préciser la limite de volume qui sépare le gravier du calcul. En effet, une concrétion d'une grosseur donnée, retenue par tel individu, sera facilement expulsée par tel autre : le diamètre et la dilatabilité de l'urètre varient beaucoup selon les *individus*, et les circonstances, ainsi que le font justement observer les auteurs du *Compendium de médecine*, MM. Monneret et Fleury. Et comme preuve, on trouve dans les différents auteurs des exemples de très-volumineuses concrétions sorties expulsées par le jet de l'urine. Christini a vu un malade rendre en vingt-quatre heures dix-huit graviers gros comme des noisettes ; Fabrice de Hilden cite un enfant qui a pu évacuer des calculs gros comme une châtaigne.

Mon père a aussi vu, mais exceptionnellement, des malades donner issue à des concrétions trop volumineuses, pour être cependant rangées dans les graviers. Il cite (*Deuxième lettre à l'Académie sur la dissolution des calculs*), l'exemple de M. Genuit, négociant ; ce malade, après deux mois de traitement par l'eau de Vichy, à haute dose, a rendu un calcul d'oxalate de chaux du volume et de la forme d'une amande, dont la longueur était de 9 lignes.

Pour ma part, j'ai observé un gravier presque gros comme une cerise qui avait parcouru tout l'urètre et s'était arrêté derrière le méat urinaire, qu'il a suffi d'inciser légèrement pour le faire sortir. Le colonel B..., venant depuis des années à Vichy, rend habituellement des calculs gros comme des haricots ordinaires.

Pareils exemples sont moins surprenants quand ils se présentent chez la femme, dont l'urètre est très-court, fort large et d'une étonnante élasticité. Fourcroy a vu une femme évacuer deux calculs qui avaient le volume d'une noix. Dans les *Transactions philosophiques* (1685, n. 175, art. 4 (1)), est consignée l'histoire d'une femme qui a livré passage à une pierre grosse comme un œuf d'oie.

Plusieurs graviers qui, par leur volume méritaient la dénomination de pierres, ont été dégagés et extraits par mon père, des urètres de dames qui avaient pour médecins MM. Duméril, Campagnac, Foville.

J'ai présenté l'année dernière à la Société anatomique (2) un calcul d'acide urique de la grosseur d'un petit œuf de poule, que M. le docteur Cambournac, de Bourges, avait donné à mon père ; il l'avait dégagé avec ses doigts de l'urètre d'une femme, quand il était à moitié sorti.

Il peut arriver que des calculs volumineux, se fragmentent spontanément dans la vessie, et donnent ainsi lieu à des corps étrangers plus petits dont la sortie s'effectue sans opération.

(1) Voir le *Compendium de médecine*, article *Gravelle*.
(2) *Bulletin de la Société anatomique*, 1855, p. 553.

Mon père a observé cinq exemples de ce phénomène. Le plus remarquable est celui que j'ai présenté à la Société anatomique. Deux pierres chacune du volume d'une grosse noix étaient contenues dans une même vessie ; l'une d'elles s'était rompue en quatre quartiers, l'autre était encore entière, lorsque mon père, jugeant la lithotritie inopportune, pratiqua la taille hypogastrique. La pierre entière dont la dureté est fort grande est, comme celle dont la rupture a eu lieu, composée d'acide urique. *Elle a été sciée et on peut voir à son intérieur quatre fissures partant en divergeant du centre à la circonférence*, et plus profondes et plus larges au centre que vers la superficie, où elles disparaissent tout à fait. Ces fissures en s'allongeant un peu auraient certainement amené bientôt la fragmentation spontanée de cette seconde pierre.

Je ne parlerai pas dans ce travail sur la Gravelle, de la grosseur des fragments de pierre auxquels l'urètre peut livrer passage à la suite de la lithotritie , ni des concrétions développées secondairement dans la prostate.

Les exemples précédents viennent prouver la différence dépendante des individualités.

Certaines circonstances de maladie, telles que les rétrécissements de l'urètre, la tuméfaction, les valvules du col de la vessie, et l'hypertrophie prostatique, tendant à rendre ces différences plus manifestes, en rétrécissant le canal, en limitant son élasticité, ou en fermant le passage à des graviers d'une petite dimension qui, pour les individus affectés de ces maladies prendraient le nom de calculs.

Pareille chose s'observe chez certains malades dans les reins desquels il se développe d'énormes quantités de graviers, qui par le fait de l'obstacle s'arrêtent dans la vessie, et la remplissent ainsi qu'un sac de graines. Plus le nombre des concrétions est grand, moins leur volume est considérable.

Quand des graviers séjournent en aussi grand nombre dans la vessie, ils restent presque toujours isolés les uns des autres, sans se joindre pour donner naissance à un calcul unique.

Il y a cependant quelques exceptions. Dans la collection de calculs urinaires formée par mon père, se trouve un calcul de phosphate ammoniaco-magnésien qui a trois noyaux distincts. On n'a jamais, du reste, observé de pierre vésicale ayant plus de trois noyaux.

Ces graviers multiples ne prennent en particulier que très-peu d'accroissement par cette raison que l'urine abandonne dans les reins où se forment ces masses de graviers, les matériaux salins qui serviraient sans cela à envelopper de couches successives les autres graviers descendus dans la vessie.

Certains malades rendent des quantités surprenantes de graviers. Les auteurs que je vais nommer désignent les concrétions qui ont été expulsées par le nom de calcul, à cause de leur volume considérable, quoiqu'à vrai dire, d'après la définition précédente, elles mériteraient le nom de graviers, puisqu'elles ont été expulsées spontanément ; cette remarque faite pour éviter toute incertitude, je poursuis mes citations.

J'ai cité le malade de Christini qui, en vingt-quatre heures, rendit dix-huit calculs gros comme des noisettes. Beverwyck en a vu un, rendre vingt-cinq calculs en vingt-quatre heures. Chopart cite trois malades qui en rendirent, l'un, trois cent soixante dans le même espace de temps ; enfin, un troisième (chose plus étonnante encore), six cents dans une seule miction (action d'uriner.) La science possède encore d'autres exemples curieux de ce genre. Il vient naturellement à la pensée de rechercher pourquoi de telles quantités de graviers s'amassent ainsi dans les régions sus-vésicales, pour sortir, sans cause apparente, en une seule fois, ou en si peu de temps : on peut expliquer ce phénomène de plusieurs manières, voici l'explication qui me semble la plus admissible. Dans un aussi grand nombre de concrétions toutes ne sont pas d'un diamètre semblable, une des plus grosses peut s'être engagée la première dans l'uretère, et barrer ainsi le passage aux autres, sans pour cela le fermer assez hermétiquement pour que l'urine ne puisse s'écouler. Ce corps étranger, le plus gros de la masse, après avoir lentement cheminé, arrive dans la vessie, où il est bientôt suivi par les autres. Plusieurs graviers peuvent aussi se présenter ensemble au passage et l'obstruer.

Que pareille quantité de concrétions descendent dans la vessie d'individus affectés d'une des maladies qui rétrécissent ou ferment le canal, on se représente l'amas de graviers que parfois elle peut contenir. M. Barbier, octogénaire, ancien médecin principal d'armée, professeur au Val-de-Grâce et membre de l'Académie de médecine, avait une hypertrophie sénile de la prostate et souffrait de la gravelle. Mon père lui a extrait avec le brise-pierre évacuateur creux à cuiller, dans l'espace d'un mois, deux cent quatre-vingts petits calculs entiers, d'acide urique, gros comme des pois ; d'autres plus volumineux au nombre de trois ou quatre, furent broyés et extraits par le lithoclaste.

Le père d'une de nos célébrités chorégraphiques, M. C..., actuellement encore en traitement, et que M. le professeur Cloquet a vu en consultation, ne peut, à cause d'un rétrécissement et de gonflement du col de la vessie, expulser de grandes quantités de petits calculs de *phosphate de chaux*, les uns arrondis, les autres lenticulaires, mais très-lisses, et d'une légère coloration rosée ou lilas : mon père est aussi obligé de les lui extraire ; tous réunis, ils tiennent à peine dans une grande soucoupe et il continue à en fabriquer.

J'ai moi-même, il y a un an, retiré de la même manière une quantité considérable de petits calculs d'*acide urique* de la vesssie d'un M. Mercier, de Nemours. La totalité s'élevait à plus de cent.

M. Heud..., que mon père soigne de concert avec M. le docteur Delcroix, qui s'occupe avec succès des maladies des voies urinaires, est aussi affecté de *gravelle phosphatique* dont les concrétions nombreuses sont retenues dans la vessie par une tuméfaction du col.

Pareils exemples se rencontrent encore assez fréquemment pour que je ne sois pas embarrassé d'en citer d'autres, si je ne voulais éviter des longueurs. Le volume, la forme et le nombre des concrétions ont assez longtemps fixé notre attention ; je vais maintenant passer à l'étude chimique de la gravelle.

CHAPITRE II.

DU GRAND NOMBRE D'ESPÈCES DE GRAVELLE. — DU PETIT NOMBRE
DE CES ESPÈCES CONSIDÉRÉES COMME TYPES AU POINT DE VUE DU
TRAITEMENT.

L'analyse chimique a démontré que les concrétions urinaires sont composées différemment. On a, d'après ces différences, établi des espèces s'élevant au nombre de quatorze, et plus, selon quelques auteurs.

Je rapprocherai les diverses espèces en groupes de famille d'après leur origine, afin de simplifier, pour que l'esprit, moins préoccupé d'une aussi grande diversité, considère seulement les *trois types importants* existant en réalité seuls au point de vue du traitement : on peut même les réduire à deux : 1° *Gravelle urique et oxalique* accompagnant les urines à réaction acide ; 2° *gravelle phosphatique* existant dans l'urine à réaction alcaline.

GRAVELLE URIQUE.

M. Rayer, dans son immortel *Traité des maladies des reins*, a toujours trouvé l'urine des malades affectés de gravelle goutteuse, d'une acidité très-prononcée lors même que sa couleur est peu foncée.

Gravelle urique ou goutteuse auprès de laquelle on peut ranger la cystine et la xanthine.

L'ACIDE URIQUE presque pur. L'acide urique ($C^5H^2O^3Az^2$)

l'ammoniaque, formant avec ces bases des urates. *Il ne devient libre* que dans les canaux urinifères des reins ; et encore cela a-t-il été mis en doute par Prout. Ce chimiste pensait que l'acide urique, vu son peu de solubilité, ne pouvait exister dans l'urine qu'à l'état d'urate d'ammoniaque. Berzélius admettait, au contraire, son existence dans l'urine à l'état libre.

Quoi qu'il en soit, les graviers ou les sédiments qu'il forme sont jaunes, jaunes-orangés, ou bruns, et généralement assez durs et assez lourds. La couleur des concrétions est un caractère distinctif, mais qui a besoin d'être appuyé par l'analyse. L'acide urique se dissout dans l'acide nitrique et donne une liqueur jaune qui, évaporée à siccité, fonce, et donne un résidu rougeâtre dont la teinte devient d'un pourpre éclatant, si on l'humecte avec une goutte d'ammoniaque. Cette réaction lui est commune avec les urates.

L'urine, sécrétée par les reins dans lesquels se forment des graviers de cette nature, contient des cristaux de cet acide à l'état de pureté, visibles au microscope sous forme de paillettes ou de lames minces rhomboïdales, souvent aussi de faisceaux de fin esaiguilles prismatiques.

L'urate d'ammoniaque. Il peut assez communément former à lui seul des graviers. *Leur couleur est d'un jaune nankin.* « Ce sel, dit M. Rayer (*loc. cit.*, p. 97, t. I), est le principal « élément des sédiments pulvérulents des urines acides, et de « l'urine saine. » Les cristaux se reconnaissent au microscope par leur aspect pulvérulent amorphe (sans forme) ou par leur forme globuleuse; quand l'urine vient d'être rendue, c'est en poudre qu'on l'observe; quelque temps après, cette poudre se forme en globules noirâtres, et, quand plus tard l'urine est devenue alcaline, les globules s'entourent d'aiguilles. MM. Robin et Verdeil (*Traité de chimie anatomique,* p. 456, t. II) donnent à ce sel des caractères micrographi-

existe dans le sang, mais seulement combiné avec la soude ou ques différents. « L'urate d'ammoniaque se dépose sous forme « de groupes d'aiguilles nombreuses très-longues et très-dé- « liées : ces groupes sont en faisceaux, en éventails ou, plus « rarement, en amas sphériques formés d'innombrables ai- « guilles d'une extrême ténuité. »

Gerhardt et Chancel (*Analyse chimique qualitative*, p. 444, 1855) ont donné à l'urate d'ammoniaque quelques-uns des caractères de l'urate de soude et réciproquement. Ils considè- rent l'urate d'ammoniaque comme rare, se trouvant dans les urines alcalines, et se présentant au microscope sous forme de poudre entièrement amorphe, ils prêtent à l'urate de soude les globules entourés d'aiguilles étoilées, et pensent que l'urate de soude, assez rare dans les sédiments selon la majorité des chimistes et des médecins, les constitue le plus ordinairement.

L'*urate d'ammoniaque*, chauffé avec de la potasse, dégage de l'ammoniaque.

URATES DE CHAUX, DE POTASSE, DE SOUDE. — Ces urates ne peuvent isolément donner naissance à des concrétions. Ils doi- vent s'unir soit entre eux, soit avec l'urate d'ammoniaque dans des proportions variables. Le plus souvent ils sont unis à un excès d'acide urique qui forme le principal élément.

L'urate de soude, vu au microscope, est une poudre formée de granules sphéroïdaux ou ovoïdes, plus renflés à une ex- trémité qu'à l'autre, ou plus aux deux extrémités qu'au centre.

La CYSTINE est une substance constituant rarement seule des graviers ou des calculs. Elle se trouve encore assez souvent associée aux urates et à l'acide urique dans les concrétions, ce que leur origine pathologique commune explique. Ses caractères en font cependant un corps intéressant qui mérite d'être étudié. Le plus grand nombre des médecins ne le con- naissent que de nom.

Les exemples de concrétions formées par cette substance se comptent dans la science. M. Lenoir, l'habile chirurgien de l'hôpital Necker, a extrait par la taille, chez deux enfants, deux frères, des calculs de cystine. M. Civiale a aussi rencontré deux concrétions de cette nature chez deux malades, nés de mêmes parents. Lassaigne, Magendie, de Marcet, Stromeyer, Yelloly en ont aussi observé des exemples.

J'ai présenté à la Société anatomique (1) deux calculs de cystine, extraits par mon père, en ma présence, par la lithotritie, chez deux femmes. Nous opérons en ce moment, mon père et moi, une petite fille de huit ans dont les parents habitent Dourdan, et que M. le docteur Diard nous a adressée ; mon excellent ami M. Richard, chirurgien des hôpitaux, a assisté à la dernière séance ; aux premières étaient présents MM. les professeurs Dieterich et Linck d'Odessa. Son calcul énorme avait au moins 4 centimètres de diamètre. Les fragments qu'elle a rendus sont, proportionnellement à la taille de la malade, au moins aussi gros que ceux des deux femmes adultes. Mon père, dans sa longue carrière, a seulement rencontré quatre calculs de cystine, dont trois chez la femme. La cystine a été trouvée blanche ; elle était alors à l'état de pureté parfaite. On l'a vue verdâtre ; elle est le plus souvent d'un jaune pâle grisâtre. Les gros fragments de calculs, que j'ai recueillis et dont je viens de parler, ont la teinte de la cire vierge qui a jauni, et la consistance est molle. Les fragments du calcul de la petite fille sont d'un jaune plus clair, presque citrin et plus durs ; la cassure est brillante, comme micacée ; sa cristallisation, formée d'aiguilles prismatiques, est rayonnée du centre à la circonférence. Sa mollesse est une propriété favorable pour la lithotritie ; une autre propriété très-remarquable

(1) *Bulletins de la société*, 1855, p. 553, et 1856, p. 478.

et que n'ont pas les autres concrétions urinaires (et moins que tout autre malheureusement l'acide urique si commun), c'es t qu'elle est *très-soluble dans l'ammoniaque, qu'elle se dissout également dans les carbonates des alcalis fixes. Les acides minéraux étendus et l'acide oxalique la dissolvent.*

Il est permis de regretter, pour les malades calculeux, que la cystine ne soit pas beaucoup plus commune et l'acide urique beaucoup plus rare.

La cystine ($C^6 H^6 O^4 S^2 Az$) est une substance azotée, chimiquement parlant, assez différente de l'acide urique classée par MM. Pelouze et Frémy dans les dérivés de l'acide urique; elle contient plus d'hydrogène et moins d'azote, et, de plus, deux équivalents de soufre qui donnent sans doute lieu à l'odeur caractéristique alliacée que répand ce corps quand on le brûle. Comme la cholestérine, il est riche en matières combustibles. Chauffé fortement, il donne un gaz spontanément inflammable (1), comme l'hydrogène phosphoré. Les mêmes conditions pathologiques favorisent la formation de l'acide urique et de la cystine; souvent l'acide urique cristallise en paillettes ou lamelles minces rhomboïdales; la cystine se présente sous le microscope en paillettes lamelleuses très-minces, hexagonales, ou en prismes hexagonaux peu épais, quelquefois surmontés de plusieurs prismes semblables bien plus petits. De même que l'urée, et l'acide urique, la cystine peut se trouver dans la sueur, importante fonction d'excrétion déchargeant l'économie des matériaux alibiles. Enfin la cystine est expulsée dans l'urine comme matière excrémentitielle; c'est une sorte de sel qui trouve un analogue dans l'acide gras de la sueur : l'acide propionique ($C^6 H^6 O^4$), plus un équivalent de bisulfure d'azote.

Berzélius avait eu raison de ne pas admettre la qualifica-

(1) Robin et Verdeil, *Chimie anatomique.*

tion d'oxyde cystique donné par Wollaston qui, le premier, a observé ce composé.

La XANTHINE (ou *acide ureux*) est une substance encore beaucoup plus rare que la cystine, aussi n'a-t-elle aucune importance considérée comme formant la gravelle. A. Bérard et mon père, avaient observé un calcul formé par cette matière : il était gros comme une forte noisette, et formé comme une cornemuse, il présentait les caractères indiqués de la xanthine ; surface polie et luisante, cassure brune, sans apparence cristalline et formé de couches concentriques, minces, faciles à isoler.

GRAVELLE OXALIQUE.

L'OXALATE DE CHAUX. — Presque toujours ainsi que *l'oxalate d'ammoniaque, il est associé à l'acide urique ou à des urates.*

Les graviers qu'il forme sont d'une couleur foncée semblable à celle du tabac un peu fort, à l'intérieur ils sont nuancés de nombreuses petites veines plus claires, dues à des urates. Ces concrétions sont extrêmement dures et très-lourdes. Les urines qui contiennent de l'oxalate de chaux sont ou plus claires ou plus foncées que l'urine normale et d'une réaction très-acide. Dans les sédiments, il apparaît au microscope sous la forme de petits octaèdres, à base carrée, ressemblant à des enveloppes de lettres (1).

L'OXALATE D'AMMONIAQUE. — Les graviers qu'il forme à lui seul sont plus rares que les précédents et plus petits. Il est ordinairement associé avec l'oxalate de chaux et les urates.

Les concrétions formées d'oxalates exclusivement, sont très-rares. Presque toujours, je le répète, l'*acide urique* entre en grande proportion. La gravelle oxalique est peu abondante;

(1) On l'a trouvé à l'état de pureté dans de petites concrétions blanches, formées d'aiguilles friables.

c'est-à-dire qu'un malade affecté n'en rendra que de loin en loin et de petites quantités. *Les calculs de cette nature augmentent très-lentement de volume.*

La *gravelle oxalique*, comme la gravelle urique, est, ainsi que je le soutiendrai plus loin, l'expression du même principe pathologique, la goutte, modifiée par certaines conditions de vie précaire, de régime trop végétal, de climat, etc. M. Civiale rapproche aussi ces deux genres de concrétions. « Quant aux concrétions d'oxalate calcaire, il n'a point encore été donné, dit-il, de reconnaître quels sont les états qui ont les rapports les plus directs avec leur formation. Cependant ces états doivent différer assez peu de ceux qui accroissent la proportion de l'acide urique, puisque l'on voit ce dernier alterner avec l'oxalate, dans les calculs urinaires. » C'est donc un nom particulier de Gravelle à enregistrer à côté des autres, mais qui n'oblige pas le médecin à agir autrement que pour la gravelle urique.

GRAVELLE PHOSPHATIQUE.

La gravelle phosphatique est la gravelle des urines alcalines.

« Lorsque la chaux et la magnésie sont sécrétées en plus « grande abondance qu'à l'ordinaire, elles forment avec « l'acide phosphorique des phosphates insolubles et donnent « lieu à une varitété de gravelle ou de calcul. » (Rayer, *loc. cit.*, t. 1, p. 101.)

Cette gravelle dépendante d'une diathèse phosphatique (c'est-à-dire constituée par des graviers de phosphates descendus tout formés des reins), *passe pour être plus fréquente qu'elle ne l'est en réalité.*

Les sédiments de phosphate, dont la présence est due à des conditions tout autres, *et qui eux, au contraire, se voient fréquemment, sont la cause de cette erreur.*

Cette distinction a besoin d'être expliquée.

Le phosphate de chaux entre dans la composition de l'urine saine, où il est tenu en dissolution par l'acide libre de l'urine (l'acide lactique, selon Berzélius.) *Si l'urine devient alcaline par une cause quelconque, le phosphate se précipite.*

Il faut donc indiquer les différentes conditions dans lesquelles l'urine devient alcaline; c'est ce que je vais faire :

Le pus et le mucus, qu'ils viennent des reins, des uretères ou de la vessie enflammés, décomposent promptement l'urine, lorsqu'elle est descendue dans le réservoir, ou plutôt l'urée, et la transforment en carbonate d'ammoniaque de réaction alcaline; alors *les phosphates calcaires ou autres se précipitent et forment un dépôt d'un aspect crayeux.*

L'urine sera de même rendue alcaline, si elle est habituellement retenue en partie, ainsi que cela s'observe souvent chez les individus affectés d'hypertrophie prostatique ou de tuméfaction du col de la vessie, qui opposent alors une barrière à l'évacuation complète de l'urine ; la portion qui n'est pas expulsée croupit, s'altère, devient ammoniacale, et conséquemment alcaline (1).

L'urine récemment évacuée, soit acide, soit neutre, quand elle est trop chargée d'urée, se décompose promptement en donnant naissance à du carbonate d'ammoniaque, qui amène la précipitation des phosphates au fond du vase sous forme de poudre blanche. Ce qui fait dire à M. Rayer : « Il ne faut pas confondre sous le rapport de la gravité pathologique deux urines, dont l'une offre des cristaux qui étaient évidemment formés lorsqu'elle était dans la vessie, tandis que dans l'autre la formation des cristaux a été postérieure à son émission. »

Enfin, l'excès d'alcali dans l'urine peut résulter de l'action

______

(1) Voir mon premier volume sur les *Paralysies des membres inférieurs,* 1856, p. 12½, chapitre de *l'Influence des maladies des voies urinaires.*

sécrétoire des reins, sous l'influence de certaines maladies, ou de l'administration de l'alcali comme médicament, et de son passage dans le sang et dans l'urine. Si cet état n'est pas lié à une diathèse qui occasionne une sécrétion, plus abondante qu'à l'ordinaire, de chaux ou de magnésie, le dépôt des phosphates n'aura encore lieu que dans la vessie.

Semblables conditions rendent, comme il est facile de le comprendre, très-fréquente l'existence des dépôts phosphatiques.

Si la gravelle rénale phosphatique est rare, la pierre composée de phosphates (aussi appelée pierre de formation secondaire parce qu'elle est toujours la conséquence d'une inflammation de la vessie), *est très-commune.* Elle est justement formée du dépôt pulvérulent des phosphates, sollicité par la présence du mucus et du pus, dépôt qui s'est agglutiné au moyen d'un lien, d'un gluten qui en unit les particules, et qui n'est, sans doute, que du mucus lui-même. On sait qu'un calcul d'acide urique ou d'oxalate de chaux détermine tôt ou tard une cystite muco-purulente, et amène secondairement la précipitation des phosphates qui viennent former à ce calcul primitif une enveloppe secondaire de nature différente du noyau. Il en est de même pour les corps étrangers tombés ou introduits dans la vessie, ou laissés longtemps dans cet organe, comme les sondes à demeure qu'on retire incrustées de phosphates et de carbonates calcaires. Dans les affections de la moelle épinière (1), les malades qui n'ont certes pas de gravelle phosphatique, mais dont l'urine, sous l'influence de cette lésion nerveuse, est sécrétée ammoniacale, encroûtent, en quelques heures, leur sonde de phosphates.

Un gravier de phosphate formé par l'agrégation des dépôts

____

(1) Voir mon premier volume *Paralysies*, loc. cit., p. 121.

dans la vessie, représentant le début d'une pierre de formation secondaire, peut être expulsé spontanément ayant atteint un certain volume, sans qu'on doive le regarder comme un signe de gravelle phosphatique ; on reconnaît son origine vésicale rien que par sa texture spongieuse très-friable, par sa légèreté ; sa surface inégale et d'un gris sale.

Les concrétions de cette nature, formées dans de semblables conditions, sont celles dont le développement est le plus rapide. Six semaines, deux mois, ont suffi chez certains de nos malades pour former des pierres grosses comme des noisettes. — Un M. D..., homme de lettres, que M. le docteur Manec voyait avec mon père, affecté malgré des soins incessants, de catarrhe et de rétention complète d'urine, était dans ce cas, et tous les six mois il fallait le débarrasser par la lithotritie ; cela dura quinze ans.

La *gravelle phosphatique, proprement dite, formée dans le rein*, et dépendant d'un excès de sécrétion de chaux et de magnésie, est, je le répète, rare ; mais lorsqu'elle existe, elle fournit un nombre assez considérable de graviers. Ils sont arrondis, de différentes grosseurs, lisses, et d'un blanc quelquefois rosé ; ils sont légers, faciles à casser, sans être aussi friables que les concrétions consécutives à l'inflammation vésicale, leur teinte à l'intérieur est d'un blanc mat comme de la craie.

Je ne connais qu'un petit nombre d'exemples de malades affectés de ce genre de gravelle. J'en citerai trois des plus remarquables. L'urine était dans ces cas manifestement alcaline, observée aussitôt après l'émission, et à différentes heures de la journée. La seule relation abrégée du fait suivant suffira pour ne pas laisser de doute sur la formation de ces concrétions dans le rein. A trois reprises, il y a eu des coliques néphrétiques, qui ont été suivies d'expulsion de graviers de phosphates. M. de M..., dont l'éloquence est célèbre dans les fastes parlementaires, se trouvant à Rome en 1850, fut pris sans douleurs préliminaires dans les reins, et sans symptômes généraux, d'une abondante hématurie ou *pissement de sang*. En novembre 1851, après des coliques néphrétiques, il expulsa dans l'espace de deux mois soixante graviers du volume d'un gros pois, et de couleur grisâtre ; bon nombre d'entre eux étaient à facettes. Quevenne les analysa, ils étaient formés de phosphate triple de chaux d'ammoniaque et de magnésie. M. de M..., passa à Vichy les saisons de 1852 et 1853. Son urine ayant alors été trouvée alcaline , ses médecins lui indiquèrent Contrexeville, en 1854. A son retour, il expulsa un gravier pareil aux précédents. En 1855, nouvelle saison à Contrexeville, sans expulsion de graviers. L'année 1856 s'est passée sans traitement. En 1857, étant à Bruxelles, sensations pénibles dans la région des reins, urine chargée d'énormes quantités de mucosités filantes, besoins fréquents d'uriner, fièvre. M. le docteur Seutin explora la vessie et rencontra un petit calcul s'engageant dans le col, et qui sortit seul quelques jours plus tard. Tout dernièrement des accidents semblables s'étant reproduits, mais compliqués de rétention, mon père, appelé de concert avec M. le professeur Cruveilhier, trouva un premier gravier arrêté dans l'urètre au niveau du gland; il le brisa dans cet endroit avec une pince de trousse à mors croisés. Un second était arrêté au niveau du bulbe, il le brisa avec le trilabe urétral (ou petite pince à trois branches); enfin, un troisième arrêté dans le col fut repoussé dans la vessie, brisé et extrait avec le brisepierre à cuiller; plusieurs sont sortis depuis : tous étaient de phosphate triple de chaux, d'ammoniaque de magnésie.

J'ai déjà parlé précédemment (pages 8 et 9) des deux autres malades : M. C... et M. Heud..., affectés aussi de gravelle phosphatique , à propos de la quantité de graviers qui peuvent s'accumuler dans la vessie, quand le col ou l'urètre ont perdu de leur diamètre normal.

L'urine qui contient des phosphates en excès, et spécialement ceux de chaux et de magnésie, *est peu colorée, et souvent trouble ;* il y a en même temps défaut d'acide urique, ou d'urate d'ammoniaque, quelquefois même il y a diminution ou absence d'urée.

CARACTÈRES CHIMIQUES DE LA GRAVELLE PHOSPHATIQUE.

La Gravelle phosphatique est formée par

Le PHOSPHATE CALCAIRE. — Ce sel existe dans tous nos tissus, dans toutes nos humeurs. Dans l'urine saine il est dissous par l'acide libre de l'urine. Aussitôt que l'urine devient alcaline, il est précipité. Vu au microscope, c'est une poudre amorphe composée de très-petites granulations. Il est soluble sans effervescence dans l'acide chlorhydrique étendu ; il se précipite de nouveau en poudre, si l'on neutralise l'acide chlorhydrique par de l'ammoniaque. Associé au phosphate ammoniaco-magnésien, il constitue ce qu'on appelle le *calcul fusible* de Wollaston et de Marcet.

Ce phosphate, ainsi que les trois autres suivants, peuvent isolément former des concrétions ; presque toujours, cependant, ils concourent simultanément à la formation des graviers.

Le BIPHOSPHATE CALCAIRE OU PHOSPHATE ACIDE DE CHAUX, existe dans l'organisme à l'état liquide par dissolution. Ses cristaux vus au microscope ont la forme d'hémi-octaèdres allongés dérivant du prisme droit à base rectangle. S'ils sont volumineux, ils sont isolés ; s'ils sont petits, ils sont quelquefois en groupes volumineux. Ils peuvent affecter une autre disposition, celle de nombreuses lamelles superposées en amas; mais les côtés de ces lamelles conservent la forme régulière d'hémi-octaèdres allongés. Ces cristaux sont solubles dans l'acide acétique.

Le **phosphate de magnésie**. — Ainsi que le phosphate calcaire, ce sel existe dissous dans toutes les humeurs et dans les tissus du corps des mammifères, mais en bien moindre quantité. Ces cristaux vus dans le champ du microscope sont brillants, et représentent des prismes obliques à base rhomboïdale ; leurs arêtes verticales présentent des décroissements qui en font des prismes à six pans. L'acide acétique les dissout aussi.

Le **phosphate ammoniaco-magnésien**. — Le phosphate d'ammoniaque est tenu en dissolution dans l'urine saine par un excès d'acide ; il en est de même pour le phosphate de magnésie. Si, par une cause quelconque, la proportion de base (l'ammoniaque ou la magnésie) vient à augmenter, il se forme alors des sels appelés neutres, sels presque insolubles qui précipitent.

L'acide phosphorique forme avec l'ammoniaque et la magnésie deux sels, *l'un neutre (découvert par Berzélius)*, *l'autre bibasique*.

Le *phosphate ammoniaco-magnésien neutre*, est le seul que M. Rayer ait trouvé dans les urines au moment de l'émission. Il cristallise en prismes rectangulaires droits. L'aspect de ces cristaux est rare, les arêtes des bases seules, ou des bases et des parois sont remplacées par des facettes. Ils sont tantôt longs, tantôt presque carrés. Ces cristaux sont ordinairement mêlés à une poussière grise amorphe de phosphate de chaux plus rarement d'urate d'ammoniaque.

Le *phosphate ammoniaco-magnésien bibasique* n'existe que dans les urines très-alcalines ou putréfiées. Ces cristaux au microscope représentent des *feuilles de fougères* où figurent les nervures de feuilles pinnées ou bipinnées.

Il faut comprendre dans la gravelle phosphatique les *carbonates de chaux* et *de magnésie*, car exceptionnellement ils peuvent former seuls la substance d'une concrétion; on les trouve, au contraire, presque toujours mêlés aux phosphates.

Je rappellerai quelques-uns des *caractères des concrétions* que je n'ai pu indiquer suffisamment.

Les graviers sont le résultat d'une cristallisation, ou d'une simple agrégation de matériaux en poudre. Dans la cristallisation la matière animale fait défaut, les cristaux s'attirent, d'après les lois qui président à ce phénomène, pour former une masse d'un volume variable. Les graviers pour lesquels la nature emploie ce mode de formation sont denses, lourds, et s'accroissent très-lentement.

Ceux qui sont le résultat de l'agglomération de particules sablonneuses réunies par du mucus, sont moins denses, poreux, et se développent plus rapidement.

Aussi les concrétions de même nature, n'ont-elles pas, pour le même volume, toujours le même poids. Par exemple, un calcul d'acide urique peut être très-lourd, dense, poli à l'intérieur si on le scie, être extrêmement dur; un autre, de même nature et de même grosseur, peut être au contraire léger, friable, et la matière qui le forme être raréfiée par places espacées comme dans une éponge.

Quelquefois même au début ces graviers poreux, sont formés de particules sablonneuses, inégales et grossières, agglutinées par une trame encore molle, qui leur permet de changer un peu de forme par la pression; on en voit même d'assez volumineux, être expulsés facilement parce qu'ils se prêtent en s'allongeant, à l'étroitesse du canal qu'ils franchissent, ils se

durcissent à l'air après leur sortie. Ce fait, qu'il est très-rare
d'observer pour l'acide urique, est assez fréquent pour les
dépôts de phosphates agglutinés dans du mucus épais. D'après
ce qui précède, on peut dire que les concrétions les plus dures
sont celles qui mettent le plus de temps à se développer.
D'abord, les oxalates dont la cristallisation est plus dense.
L'acide urique, dont la dureté égale quelquefois celle des oxalates, est, ainsi que je l'ai dit, très-friable dans d'autres circonstances. Les concrétions les moins résistantes sont les phosphates, celles dont l'évolution est la plus rapide.

Le médecin comme chimiste doit connaître les diverses
compositions de graviers que nous venons de passer en revue,
tout en sachant comme guérisseur, que deux classes de gravelles réclament seules un traitement médical. De ces deux
variétés, celle qui s'observe le plus souvent est *la gravelle
urique*, que j'ai appelée *goutteuse*.

Sur cent individus affectés de gravelle, quatre-vingt-quinze
expulseront des concrétions formées d'acide urique à peu près
pur ou d'un sel composé encore d'acide urique combiné à
diverses substances comme l'ammoniaque, ou plus rarement
la chaux.

Les autres espèces chimiques de concrétions, l'oxalate de
chaux, le phosphate ammoniaco-magnésien, la cystine, etc.,
seront réparties entre les cinq derniers malades, c'est-à-dire
qu'ils seront la rare exception.

Il est important de dire que les graviers sont très-souvent
de nature complexe. Indépendamment de l'élément principal
qui forme une concrétion, bien des substances peuvent encore
concourir à sa formation ; les phosphates et les carbonates se
rencontrent avec l'acide urique, avec les oxalates : l'analyse
chimique la plus rigoureuse l'a démontré, et les noms de Berzélius, Fourcroy, Vauquelin, Wollaston, Marcet, etc., sont des

garanties d'une irréfragable exactitude. Je ne fais pas ici allu-
sion aux graviers ni aux calculs alternants, c'est-à-dire formés
de couches concentriques, et de nature différente, développés
dans la vessie, mais à des concrétions uniformément cristal-
lisées, ou agrégées, dans lesquelles ces diverses substances
sont intimement confondues.

Une autre considération place les variétés exceptionnelles
de gravelle en dehors de la médecine journalière ; c'est leur
peu d'abondance joint à leur rareté : ainsi pour la cystine et la
xanthine : un malade ayant expulsé un gravier de l'une ou de
l'autre nature, n'en rendra probablement jamais un second
semblable. Les malades atteints de gravelle oxalique même,
rendront deux ou trois graviers tout au plus dans le cours
de leur existence.

CHAPITRE III.

3° Quelle est la nature de la gravelle? Quelles sont ses causes? Doit-on regarder comme la cause, ou comme un effet, une manifestation de cette maladie, l'excès des acides contenus dans l'économie, et qu'on retrouve dans les liquides excrémentitiels, l'urine, la sueur des goutteux et des graveleux? — La cause n'est pas nécessairement, comme on l'a écrit, un catarrhe des muqueuses des calices, du bassinet, ou de l'uretère (1).

La *gravelle* et la *goutte*, selon moi, sont même chose. La goutte, on peut le dire, marche de front avec la gravelle; sur cent goutteux, M. Rayer en a vu quatre-vingt-dix-neuf affectés de gravelle, ou dont l'urine déposait des sédiments formés d'acide urique ; aussi la goutte a-t-elle été considérée par certains auteurs comme une cause déterminante fréquente de la gravelle. La gravelle peut être la seule personnification de la goutte, elle se montre souvent sans les accidents articulaires désignés communément sous le nom de *goutte*.

Pour faire accepter un pareil rapprochement, j'invoque l'autorité de mon savant maître, M. Rayer, qui « *assimile ces deux maladies et les considère comme deux manifestations du même état morbide.* »

Bon nombre de médecins, que je pourrais citer, sont du même avis , et considèrent les dépôts tophacés articulaires, formés d'urate de soude, comme un phénomène analogue à la formation d'un gravier dans le rein.

(1) M. L. de Crozant (*Des coliques néphrétiques et de la gravelle*, 1851).

MM. Monneret et Fleury (1) ne sont pas très-éloignés de cette manière de voir, si l'on en juge d'après l'opinion exprimée dans ce passage : « Ces deux affections, *goutte* et *gravelle*, sont dues à des causes générales, sinon identiques, du moins très-rapprochées. »

Un médecin des hôpitaux, observateur érudit et très-scrupuleux, M. Cazalis, dont les idées sont empreintes d'originalité, va plus loin : il regarde, la *goutte*, la *gravelle rénale* et *hépatique*, et certaines *affections herpétiques*, comme une seule et même maladie; maladie héréditaire représentée par l'un ou l'autre de ces trois états chez les différents membres d'une même famille.

On comprendra à la rigueur cette adjonction des affections dartreuses avec la goutte et la gravelle, quand on réfléchit aux fonctions de la peau, cette surface excrémentitielle si étendue, qui vient en aide aux reins et aux intestins, pour l'élimination des principes azotés ; dans les maladies dartreuses, elle est troublée dans ses fonctions, et ses produits d'excrétion sont modifiés; chez les uns elle cesse de sécréter, elle se sèche et se couvre d'écailles; chez les autres sa sécrétion est modifiée, c'est du sérum, ou du pus séreux qui se concrète à sa surface, et sa texture est plus ou moins altérée. J'ai souvent remarqué aux goutteux et aux graveleux des dartres dans différentes régions, du psoriasis surtout.

Ce médecin a même cru reconnaître dans une famille, un singulier et curieux rapprochement entre les gravelles et la folie. Pareil fait est tellement exceptionnel, pour ne pas dire extraordinaire, que je le raconte sans crainte d'alarmer, même les plus pusillanimes, sans redouter de les voir préoccupés de la menace de l'aliénation par la guérison de la gravelle.

(1) *Compendium de médecine*, article *Gravelle*, p. 405.

Plusieurs faits ont conduit M. Cazalis à faire ce rapprochement.

Parmi ceux-ci, en voici deux très-remarquables. M. Cazalis
a eu l'occasion de soigner trois générations d'une famille,
dans laquelle la folie (paralytique) remontait à quatre générations antérieures. Un membre de cette famille seul avait
échappé à la manie ; mais il vint se remettre entre les mains
de M. Cazalis, pendant un mois, affecté de gravelle urique et
biliaire (coliques hépatiques et néphrétiques). Ce médecin
était sur le point de l'envoyer à Vichy ; mais frappé de la so-
lidité de raisonnement, de la force de caractère de ce malade
qui lui disait : Vous comprenez que je ne peux pas me marier
pour faire des fous, et ne veux pas exposer une femme à la
société d'un fou futur peut-être ; M. Cazalis, lui répondant
très-franchement, lui donna pour unique conseil celui-ci :
« Gardez vos gravelles ; votre foie et vos reins sont fous, et
« non votre tête, restez comme vous êtes. » Il a suivi ce conseil et n'est pas fou.

Quelques mois après, ce conseil devait avoir une justifica-
tion bien sérieuse. M. M... guéri depuis deux ans de migraines
constitutionnelles, éprouvait depuis la même époque des accidents irrécusables de calculs biliaires ; il fut envoyé à Vichy.
Quinze jours de traitement l'avaient si complétement soulagé,
que Prunelle, alors médecin inspecteur, écrivait après la
saison à M. Cazalis : « J'ai vu M. M... ; il a été guéri après un
« court traitement, défiez-vous des guérisons aussi promp-
« tes. » Sans plus d'explications.

L'année suivante, M. M..., qui, pendant l'année entière,
n'avait eu aucun accident de gravelle, retourne à Vichy, sans
motif, malgré tous les conseils. Il arrive, est pris d'exaltation
maniaque, et meurt six mois après dément et paralytique.

M. M..., dont plusieurs frères étaient fous, appartenait à

une branche de la précédente famille. Ces détails étaient alors inconnus à M. Cazalis.

Cela ne veut pas dire qu'un graveleux soit exposé à la manie par transformation de forme ; mais cela conduit, pour M. Cazalis, à y regarder à deux fois avant de donner des conseils curatifs à des graveleux ayant des fous dans leur famille.

La gravelle, pour ces deux malades, a-t-elle exercé sur le développement de la folie une influence analogue à celle de l'ulcère variqueux de la fistule à l'anus, ou des hémorroïdes sur la phthisie dont les progrès deviennent très-rapides, si l'une ou l'autre de ces maladies concomitantes vient à disparaître. Des exemples aussi singuliers m'ont semblé dignes d'être notés, mais je me garde de les donner comme base de doctrine.

La *goutte* et la *gravelle* sont généralement regardées comme héréditaires ; il n'est pas nécessaire de fournir des documents à l'appui de cette opinion.

De même qu'il n'y a pas de règle sans exception ; de même il est possible de rencontrer des graveleux, vivant dans une hygiène très-rationnelle, et exempts de tout vice héréditaire qui aurait pu se traduire chez les parents sous forme goutteuse, graveleuse, ou herpétique. Les malades, dans cette dernière condition, ne sont, ordinairement, que légèrement affectés ; le plus souvent, leurs urines n'entraînent que du sable ; rarement les concrétions atteignent un volume considérable. Le régime seul, dans les cas de ce genre, a une influence très-salutaire.

J'admets donc, chez la pluralité des personnes affectées de gravelle, cette disposition que j'appellerai, à dessein, d'une expression outrée, vice constitutionnel, *péché originel*. Quel est-il ? Voilà ce que nous ignorons et ce que nous n'approfondirons probablement jamais. Les théories de Van Helmont, de Rivérius, de Gaubius attribuent à une puissance pétrifiante cette disposition aux concrétions ; mais cette puissance quelle est-elle ? C'est, à mon sens, reproduire l'explication d'Argan : *L'opium fait dormir parce qu'il a une propriété dormitive* (1). Cependant, dût-on pénétrer ce mystère, on n'en saurait tirer grand parti ; il est plus utile de connaître le siége primitif du mal, et nous savons qu'il existe dans le sang, dont la composition est altérée par la présence d'une trop grande proportion des éléments concourant à la formation des concrétions urinaires.

Je reviendrai sur cette modification ou altération du sang, en examinant la valeur relative des causes regardées comme déterminantes de la gravelle goutteuse.

Ces *causes déterminantes*, que je vais passer en revue, *ne donnent pas à la maladie une prise égale sur tous les individus ; il y a des différences notables établies par l'âge et le sexe.*

L'age. — *La gravelle est très-rare chez les enfants,* c'est-à-dire qu'ils n'ont pas de coliques néphrétiques, qu'ils rendent rarement du sable, et qu'ils expulsent plus rarement encore des graviers ; *et cependant la pierre est très-commune dans l'enfance,* pierre provenant d'une concrétion rénale unique, descendue dans la vessie où elle s'est développée. MM. Monneret et Fleury ont mis en doute cette assertion avancée par M. Civiale. Ils pensent que la gravelle chez les enfants passe souvent inaperçue, ou reste méconnue ; je ferai observer que les coliques néphrétiques ou les douleurs causées par l'engagement des graviers dans leur canal étroit, attireraient l'attention de ceux qui leur donnent des soins.

Quoi qu'il en soit, la présence fréquente de la pierre chez les enfants, et la rareté de la gravelle, sont un fait patent que l'on ne peut mettre en doute ; j'ai été à même de l'observer

____

(1) Molière, *Malade imaginaire.*

dans la pratique de mon père, depuis plus de quinze ans que j'ai commencé à assister à ses opérations, au début de mes études médicales. Je ne pourrais citer que deux ou trois cas de gravelle chez les enfants (1), et c'est en foule que se présentent à mon souvenir des exemples d'enfants calculeux opérés par la taille, quelquefois par la lithotritie (2).

La pierre, chez les enfants, est ordinairement composée d'oxalate de chaux, plus rarement d'acide urique ; phénomène expliqué par l'observation chimique : l'urine des enfants en bas âge ne contient pas sensiblement d'urée qui, par ses transformations, donne lieu aux dépôts d'urate et d'acide urique. Ce principe immédiat, du moment où il apparaît dans l'urine, y persiste jusqu'à la fin de la vie, mais n'augmente que lentement. Le caractère ordinaire de l'urine de l'enfance, c'est d'être peu colorée, signe que l'urée y est en petite proportion. Enfin il est reconnu que les individus dans la force de l'âge rejettent, dans un espace de temps limité, plus d'urée que les enfants et les vieillards.

Une raison d'hygiène vient aussi expliquer la nature des calculs du jeune âge. La pierre s'observe presque exclusivement chez les enfants pauvres dont la nourriture, souvent mauvaise et insuffisante, est surtout composée de végétaux ou de crudités contenant plus ou moins d'acide oxalique, le seul acide organique que nous rendons souvent tel que nous l'avons

(1) Un entre autre, le fils d'une de nos plus célèbres artistes d'une grande scène lyrique ; dès ses premières années, il a rendu deux graviers d'oxalate de chaux, il reste toujours, depuis cette époque, une douleur fixe dans la région lombaire, qu'il attribue à un calcul, développé dans un rein ; actuellement il est homme, et rend de temps en temps des concrétions d'acide urique.

(2) On pratique la taille de préférence à la lithotritie, chez les jeunes enfants, parce qu'ils guérissent avec un bonheur surprenant ; on en perd à peine 1 sur 10. L'homme, au contraire, le jeune homme même, supportent bien la lithotritie, et pour eux la taille est meurtrière ; on perd en moyenne, par la taille 1 malade sur 3.

pris, sans le détruire par la transformation en acide carbonique. Maintes fois, mon père et moi, nous avons pu nous assurer du fait chez des personnes qui avaient mangé de l'oseille,
par exemple, au repas précédent. L'oxalate de chaux se retrouvait dans leur urine, en cristaux reconnaissables au microscope.

La gravelle goutteuse ou urique, surtout commune chez
l'homme adulte de quarante à soixante ans, est l'apanage des
gens aisés ou riches, différence qui tient à l'hygiène, et dont
je parlerai plus loin.

Le SEXE. — Chez les enfants, le sexe fait sentir son influence de même que chez l'adulte. Les petites filles n'ont jamais la gravelle, et exceptionnellement la pierre. En donnant
les caractères de la cystine, j'ai cité le fait d'une petite fille de
sept ans qui portait un calcul d'énorme dimension ; et comme
il est d'observation qu'un exemple curieux ne vient jamais
seul, une autre petite fille ayant aussi un calcul énorme,
d'oxalate de chaux, vient de nous être adressée ces jours-ci, par
MM. les docteurs Beringer et Lebrun, médecins à Argenteuil.

La femme adulte est beaucoup moins exposée à la gravelle. Chacun sait du reste que la goutte affecte la femme,
mais pas à beaucoup près aussi fréquemment que l'homme.
Je n'ai observé pour ma part qu'un petit nombre d'exemples de gravelle goutteuse chez la femme. La mère d'un de
mes confrères et amis, M. le docteur H..., a rendu à plusieurs
reprises des graviers gros comme des noyaux de cerise ; leur
sortie était précédée de coliques néphrétiques très-douloureuses ; semblables accidents ne se sont plus reproduits depuis
que cette dame a passé deux ou trois saisons à Vichy. Une
de mes clientes, madame J., femme d'un littérateur distingué,
que j'ai vue dernièrement avec M. le professeur Jobert de
Lamballe, est très-goutteuse et elle rend souvent du sable

gros comme des graines de pavots, après quelques douleurs lombaires supportables.

Pourquoi cette immunité en faveur de la femme? Sans doute pour la même raison que la femme est moins musclée que l'homme, particularité inhérente à son sexe : sans doute aussi parce que chaque époque mensuelle vient soustraire à la masse du sang une quantité qui empêche la pléthore, et prive ce liquide d'une grande proportion d'urée. Cette dernière opinion est basée sur l'expérience chimique qui a permis de s'assurer que « la quantité d'urée, rendue pendant un « temps donné par un adulte, est plus grande que celle rendue « par une femme adulte pendant le même espace de temps. « C'est par erreur que Prout a avancé le contraire (1). »

La pierre est aussi très-rare chez la femme; sur plus de neuf cents malades affectés de la pierre traités et opérés par mon père, la femme ne compte que pour trente-six. Ici, ce n'est pas seulement une raison de composition du sang et de pertes périodiques dépendant du sexe, comme pour la gravelle, c'est une raison basée sur la structure des voies urinaires. La femme, affectée de gravelle, aura plus de chances de rendre les concrétions, vu la brièveté, l'élasticité et la largeur de l'urètre. En commençant ce travail, j'ai déjà attiré l'attention sur ces différences.

D'après le dire des nombreux médecins qui ont écrit sur la gravelle, si l'on réunissait toutes les différentes *causes* citées pour déterminer le dépôt des concrétions, on serait surpris de voir figurer sur la liste presque toutes les maladies connues, et toutes les influences les plus opposées, de température, de localité, d'hygiène, et de nourriture. Quelques-unes de ces causes seulement doivent être étudiées attentivement, parce qu'elles ont une action indubitable ; d'autres méritent

(1) Robin et Verdeil, *Chimie anatomique*, t. II, p. 501.

d'être réfutées; le plus grand nombre doivent être passées sous silence. Les auteurs du *Compendium*, dans leur article très-complet et très-savant sur la gravelle, dans lequel j'ai puisé des documents intéressants, ont, sur la foi de certains écrivains, accordé trop d'importance à quelques-unes d'entre elles.

L'hygiène et le régime agissant de concert, chez un individu prédisposé, sont les causes principales ayant, selon nous, une influence manifeste sur la formation des graviers.

Parmi les maladies, le rhumatisme peut être considéré avec raison comme une cause déterminante de gravelle, s'il occupe la région lombaire, de même que, s'il se fixe sur une articulation, il peut devenir chez un individu prédisposé la cause de dépôts tophacés dans cette région.

C'est à tort, à mon sens du moins, que l'on a vu dans les maladies des voies urinaires inférieures (inflammations, rétrécissements de l'urètre, affections de la prostate, du col et du corps de la vessie) une cause puissante de production des concrétions rénales; il n'y a point là relation de cause à effet, et la gravelle se rencontrât-elle, en même temps que ces maladies, ce qui arrive comme je l'ai dit précédemment, c'est une coïncidence, et rien de plus. On s'était basé, pour expliquer cette influence, sur ce que la stagnation des liquides favorise la précipitation ou la cristallisation; les maladies citées, causant la rétention ou la stagnation de l'urine, ont été regardées comme facilitant le développement des graviers dans les reins.

Le nombre des hommes atteints de ces maladies est incalculable; sur ce nombre bien peu ont la gravelle.

Je rappellerai cependant, pour éviter toute erreur, ce que j'ai dit précédemment à propos des phosphates (voir page 8), que l'inflammation vésicale chronique avec ou sans rétention donne lieu aux dépôts de phosphates et, par suite, aux calculs vésicaux de cette nature ; mais ce n'est pas là ce qu'on est convenu d'appeler gravelle.

On a vu dans les longues maladies qui condamnent au repos absolu comme les fractures, certains abcès froids, certaines fièvres, etc., une cause de gravelle ; parce qu'un nombre très-restreint d'individus (peut-être quatre ou cinq dans la science), ont été, après ces maladies, pris de coliques néphrétiques, et ont continué de rendre plus tard des graviers.

On sera plus près de la vérité en avançant que les personnes dont la vie est sédentaire, y sont plus exposées que d'autres ; en effet, il y a là une *raison d'hygiène;* ces individus dépensant moins qu'ils n'absorbent, les prédisposés seront atteints.

La *température* et les *localités*, aux yeux de certains observateurs, jouent un rôle important qu'elles ne méritent pas, et les statistiques qui établissent que la gravelle est rare dans tel pays et commune dans tel autre, sont loin d'être probantes, parce qu'elles ne sont pas d'accord.

MM. Monneret et Fleury admettent (d'après le dire d'un médecin qui écrit sur ce sujet) que la gravelle est très-rare en Russie, en Suède et dans les pays très-froids ; je réponds que cela est inexact : A Saint-Pétersbourg la gravelle et la pierre sont rares, il est vrai, mais à Moscou où l'hiver est plus rigoureux, la pierre primitive due à une concrétion descendue des reins, est très-commune chez les enfants. M. Pirogof y a fait un nombre surprenant de tailles. En Suède, que l'on a de même citée, la gravelle et la pierre sont assez fréquentes ; et Jacobson et le professeur Savé ont pratiqué la taille, et surtout la lithotritie, sur une grande échelle. Parmi tous ces calculs, les pierres de formation secondaire sans noyaux primitifs étaient en petit nombre. Ces questions de climats, de localités se rattachent, je le répète, à une question d'hygiène : aussi je

me range à l'opinion de Magendie et de M. le professeur
P. Bérard qui rapportent au régime l'influence attribuée par
d'autres à la localité. Je n'en veux citer, comme preuve, que
l'exemple de la Hollande, dont la localité et la température
n'ont pas changé, et où la gravelle et la pierre étaient si communes, que Rauw seul a pratiqué plus de quinze cents tailles.
Actuellement dans ce pays les graveleux et les pierreux sont
rares. L'hygiène seule modifiée par les progrès de l'industrie
et du commerce et l'usage du thé, peut être la cause d'un
semblable changement. Comment expliquer d'une autre manière : que dans certaines provinces de France on n'observe
qu'un petit nombre de graveleux, de pierreux, et que dans
d'autres voisines, au contraire, ils existent en grand nombre.

Ceux-là mêmes qui croient la gravelle rare dans le nord, ont
avancé qu'elle est plus commune dans les pays chauds; ils
expliquent le fait par la concentration de l'urine, qui devient
plus rare par suite des perspirations cutanée et pulmonaire
plus abondantes, etc. Les substances cristallisables, et peu
solubles, sans avoir augmenté se trouvant dans une quantité
moindre de liquide, se précipitent. Il est seulement fâcheux
pour cette théorie qu'elle ne soit pas confirmée par des relevés
statistiques. Sans doute, la gravelle est inégalement répandue
sous les différentes zones, mais elle est plus commune dans
les pays tempérés. Le docteur Clot Bey est d'avis que la
pierre et la gravelle ne sont pas communes en Égypte ; c'est
aussi celui d'un médecin distingué résidant en Égypte, mon
ami, M. le docteur Burguières, professeur agrégé à la Faculté.

Ceux, au contraire, qui regardent la gravelle comme plus
commune dans le nord de l'Europe, que sous la zone tem-
pérée, ce qui est inexact, s'appuient sur cette théorie : L'acide
urique, déjà peu soluble dans l'eau bouillante, l'est d'autant

moins que la température de l'eau s'abaisse, et il se dépose par le refroidissement, soit en cristaux soit en poudre; d'après cela les conditions de température qui tendent à abaisser celle de l'urine normale dans l'économie, seraient autant de causes déterminantes de concrétions.

Mais aucun fait ne prouve que la température des reins et de la vessie, soit plus basse chez les habitants du Nord; on pourrait même supposer le contraire.

En effet, plus on avance vers le pôle, plus on voit les habitants être avides d'aliments gras, riches en carbone, en hydrogène, appelés *aliments respiratoires*. On peut dire plutôt, que le refroidissement des extrémités et de la peau, par la rigueur du climat, est chez eux compensé par une élévation de température correspondante du sang et des viscères.

MM. Monneret et Fleury citent un fait dont ils n'indiquent pas là provenance (mais auquel ils n'accordent, je dois le dire, aucune créance), c'est « celui d'un homme qui aurait été attaqué de la gravelle après être resté assis pendant long temps sur un endroit froid et humide. » Il suffirait donc alors de faire quelques applications de glace sur la région lombaire pour abaisser la température de la glande rénale, et causer le dépôt de l'acide urique sous forme de concrétions. Les débardeurs, les mareyeurs, qui vivent dans l'eau jusqu'à la ceinture, devraient être tous atteints de gravelle, tandis qu'ils sont perclus de rhumatismes.

M. Civiale, dont j'ai cité l'expérience, commet l'erreur de localiser la cause de la gravelle dans les reins; il attribue la formation des concrétions à une perversion de l'action glandulaire, *à l'irritation;* il s'appuie sur ce que l'acide urique, ou ses composés se montrent en plus grande abondance dans l'urine, quand il y a irritation légère sans inflammation des organes sécréteurs de l'urine : je serais assez curieux, je l'avoue, de savoir à quels signes cet observateur, habile du reste, peut reconnaître la simple irritation des reins ? Est-ce à la plus ou moins grande quantité de l'urine, à son aspect ; est-ce parce que, journellement, on rencontre des individus qui, après un écart de régime, de boisson, rendent des urines contenant de l'acide urique ou des urates, et dont les reins ont eu à subir un surcroît d'excrétion, que l'on peut regarder comme une cause d'irritation. La cause de ce phénomène a plutôt son siége dans les voies digestives qui ont moins bien élaboré les aliments ; sans doute plus riches en substances azotées, l'urine a été la voie émonctoire vers laquelle se sont dirigés les urates transformés dans le rein en acide urique.

La physiologie expérimentale a permis d'expliquer d'une manière moins hypothétique, comment les reins, dont les fonctions sont purement éliminatrices, et qui, d'après les idées reçues, ne produisent aucun composé nouveau, sécrètent l'acide urique, que l'on n'a pas trouvé dans le sang à l'état libre.

Les urates, avons-nous dit, existent dans le sang, et en assez grande proportion chez les goutteux. Les reins séparent ces urates du sang comme un produit nuisible à l'économie. Lorsqu'on ajoute à un urate, un acide, comme l'acide lactique, acétique, phosphorique, etc., qui existent dans le sang, alors l'acide urique est chassé de sa combinaison, et se trouve libre. Or, ce phénomène a lieu dans le rein, ainsi que l'a démontré expérimentalement M. Claude Bernard. Il a constaté sur les animaux qu'un rein sécrète deux sortes d'urine, l'une neutre ou alcaline, contenant des urates, l'autre contenant un acide susceptible de déplacer celui des urates, et se mêlant toutes deux dans les calices, conditions nécessaires à la formation de l'acide urique libre. Il est vraisemblable que les choses se passent ainsi chez l'homme, les conditions anatomiques étant les mêmes.

L'observation journalière démontre si manifestement l'influence de l'hygiène et du régime sur la gravelle chez les individus prédisposés que je partage l'opinion de Magendie quant à l'étiologie physico-chimique de cette maladie, et je m'étonne de voir M. Civiale, qui, à chaque pas, a été à même de s'assurer du fait, baser une théorie invraisemblable sur l'irritation.

Ce n'est pas sur le compte d'un trouble de sécrétion rénale, l'irritation, que ce médecin mettra (dans la goutte) la formation des concrétions dans plusieurs organes, et autour des articulations ; cependant les concrétions rénales dépendent du même état général, la diathèse goutteuse.

Les auteurs qui mettent en doute l'effet de l'hygiène ont soutenu la thèse inverse avec des documents incomplets, ou en s'appuyant sur des exceptions que l'on peut, il est vrai, rencontrer ; je l'ai dit moi-même précédemment (page 28). On a vu la gravelle se déclarer chez des individus exempts de dispositions congénitales, et vivant à l'abri des causes admises comme déterminantes de la gravelle.

En Angleterre, objecte M. Civiale, où la nourriture est plus animalisée que partout ailleurs, la gravelle est rare dans certaines contrées ; cela est vrai ; mais il a omis de dire que les comtés où elle est plus rare sont pauvres ; que les habitants, fatigués par de rudes travaux, ont pour nourriture le seigle, des pommes de terre et des légumes ; la gravelle et la pierre, lorsqu'elles s'y montrent, y sont le plus souvent formées d'oxalate de chaux et non pas d'acide urique, parce que leur alimentation est loin de fournir un excès de matières azotées.

Dans la Souabe, pays très-pauvre au sud-ouest de l'Allemagne, où le régime végétal est presque universel, la gravelle et la pierre sont communes, mais aussi formées d'oxalates.

Afin de ne pas empiéter sur le traitement, je renvoie au chapitre suivant ce qui a trait à certains détails importants d'hygiène et d'alimentation.

Nous verrons qu'*il est possible chez un calculeux de faire varier, dans des limites restreintes, la nature et l'épaisseur des couches d'un calcul, d'après le régime qu'on lui fait suivre et les boissons qu'on lui fait prendre.* A Vichy j'ai pu m'assurer du fait dans plusieurs occasions, sur des malades affectés de calculs d'acide urique et que j'ai opérés. On peut à plus forte raison avancer que la composition chimique des concrétions a un certain rapport avec la nature des éléments qui composent les aliments.

Une théorie a été mise en avant, sur la pathogénie de la gravelle goutteuse. *On a attribué la cause déterminante et matérielle de cette maladie à l'excès des acides contenus dans l'économie et que l'on retrouve en excès dans les liquides excrémentitiels des graveleux et des goutteux, la sueur et l'urine.* Des médecins distingués partagent cette manière de voir, et Petit, regretté de la science à laquelle il a été enlevé trop tôt, et à qui les eaux de Vichy doivent, en partie, leur vogue actuelle, avait vu dans cet excès d'acide (pour lui la cause première de la maladie), l'indication des eaux de Vichy dont la nature alcaline était tout opposée.

M. Durand Fardel, tout en préconisant, et à juste titre, le traitement par les alcalins, dont l'effet est tout autre pour lui que de saturer les acides de l'économie, a attaqué cette manière de voir; on a pris pour la cause, et je partage avec lui cette opinion, une des manifestations, un des caractères de la maladie. Dans ses *Lettres médicales sur Vichy* (1855, p. 120), et dans la *Gazette hebdomadaire* (1855, n° 17, p. 307), M. Durand a argumenté sur cette théorie (de l'excès des acides dans la goutte) avec bonheur et originalité. Je ne lui contesterai qu'un seul point ; c'est qu'il y ait dans la gravelle goutteuse altération de la nutrition, ou erreur d'assimilation. Non, *il y a défaut d'excrétion.*

Les goutteux graveleux sont des individus dont les fonctions digestives se font trop bien, trop puissamment, et ne sont pas compensées par l'exercice qui stimule les fonctions respiratoires et cutanées. C'est une maladie de gens bien portants, gros, au moins gras, et assez musclés.

Quelques considérations brèves sur l'urée, empruntées à la chimie, démontreront que son excès est causé par une dépense insuffisante par rapport à l'alimentation et à l'assimilation (1). (Il ne faut pas confondre l'urée, avec les urates et l'acide urique.) « Les matériaux de formation de l'urée sont « les substances organiques, on ne sait d'une manière précise, « si c'est l'albumine, la fibrine, la musculine, qui fournissent « à cette formation, ou si elle provient de la créatine, trans- « formée en créatinine et urée. C'est probablement dans le « sang que se passe le phénomène de cette formation. Les « expériences de MM. Prevot et Dumas ont montré que ce « n'est pas dans le rein, puisque l'urée s'accumule dans le « sang après l'ablation des reins, surtout à l'approche de la « mort, comme le montrent les expériences de MM. Bernard « et Barreswill. »

« Cette particularité tient à ce que l'urée sort par les intes- « tins, tant que l'animal reste vivant et que les sécrétions in- « testinales ont lieu. Dans ce cas l'urée est rendue par les in- « testins à l'état de sels ammoniacaux. »

L'urée à l'état de santé est rejetée hors de l'économie par

___
(1) Verdeil et Robin, *loc. cit.*, vol. I, p. 507.

les reins. Ce sont des organes purement éliminateurs, et nul-
lement formateurs de quelque principe que ce soit.

Mais l'urée dont l'abondance dans les excrétions joue un
rôle aussi important, comment se forme-t-elle?

MM. Verdeil et Robin eux-mêmes vous diront : « Deman-
« dez à un chimiste comment se forme l'urée? Il vous ré-
« pondra sans hésiter :

« L'oxygène du sang, en passant par les capillaires, y
« détruit par une véritable combustion les tissus impropres à
« la vie ; le carbone et l'hydrogène de ces tissus tendent au
« moins en partie à se transformer en acide carbonique et en
« eau, pour être rejetés par les poumons. Mais quelle forme
« prendra l'azote? La combinaison la plus simple qu'il pour-
« rait former serait l'ammoniaque ; ce gaz ne pouvant exister
« à l'état de liberté dans l'économie, la nature a dû le modi-
« fier : il lui a suffi pour cela de le mettre en rapport avec
« l'acide carbonique, et d'éliminer de cette combinaison les
« éléments de l'eau pour la transformer en urée. Ce principe
« étant inerte et soluble dans l'eau, peut passer sans le moin-
« dre danger dans le torrent de la circulation, et être rejeté
« par les reins. *Telle est l'origine de l'urée dans l'économie.*
« On voit que c'est en quelque sorte *un corps brûlé qui*
« *résulte de l'oxydation des matières azotées de l'économie.* »

« L'examen que nous venons de faire nous prouve donc
« que la production de l'urée dans le corps d'un animal a lieu
« en vertu du même principe, auquel se rattachent la forma-
« tion de l'acide carbonique et celle de l'eau. »

D'après ce qui précède, il est évident que si les urates se
trouvent en trop grande abondance dans l'économie, c'est
qu'ils ne sont pas excrétés en proportion de leur formation,
c'est-à-dire en proportion de l'assimilation.

Ce petit sujet de litige vidé entre M. Durand Fardel et

moi, nous nous trouvons conformes d'opinions sur les autres
points. Il donne une explication analogue à celle que je viens
de mettre en avant, pour prouver que ce n'est pas la nutrition
qui languit, mais l'excrétion. Je vais la transcrire.

« Il peut être considéré comme acquis à la physiologie, que
« l'oxygène introduit dans le sang par l'acte de la respiration
« est nécessaire à l'accomplissement des deux ordres de phé-
« nomènes qui constituent la nutrition, c'est-à-dire l'assimi-
« lation d'une part, et de l'autre l'élimination des divers élé-
« ments apportés à nos tissus, lesquels, réduits à leur dernière
« expression, sont représentés par carbone, azote et hydro-
« gène. Il est donc permis de faire jouer dans l'analyse intime
« de ces phénomènes tel rôle que l'on voudra, à la prédomi-
« nance des principes azotés introduits, par exemple, eu égard
« à la proportion d'oxygène abordant nos tissus, ou bien à
« l'insuffisance de l'oxygène, eu égard à la proportion des
« principes azotés introduits, ce qui revient au même, et peut
« se traduire ainsi : introduction d'une alimentation azotée
« excessive, alors que l'activité de la respiration et l'exercice
« qui en est un des principaux régulateurs, n'atteignent pas
« le degré nécessaire pour introduire une proportion d'oxy-
« gène équivalente ; ou bien, inactivité absolue de la respira-
« tion, de l'exercice, insuffisance de l'oxygénation du sang, eu
« égard à la proportion d'azote nécessairement introduite par
« les aliments.

« Et la traduction hygiénique de ces données chimiques et
« physiologiques, est que lorsqu'on use d'une alimentation
« considérable et surtout succulente (azotée), il faut faire beau-
« coup d'exercice. Ici, comme dans bien d'autres exemples,
« nous voyons l'observation vulgaire précéder la notion scien-
« tifique et l'analyse chimique. . . . .
« De la théorie chimique de la gravelle goutteuse (causée

« par un excès d'acide) et du traitement de cette maladie par
« les eaux de Vichy, découle nécessairement l'emploi de ces
« eaux d'une manière banale à la plus haute dose possible, de
« manière à saturer et à dissoudre le plus qu'on pourra,
« conséquence logique, et que les malades poussent volontiers
« à l'absurde, etqui a rendu proverbiales les prouesses de la
« source des Célestins. . . . .

 « Sans contester donc qu'il y ait aucune utilité à s'efforcer
« de modifier ces produits de la maladie, nous dirons que ce
« serait une puérilité que de s'y attacher au point de vue de
« la guérison de la maladie elle-même. Si les eaux de Vichy
« n'avaient d'autre effet que de détruire, à mesure qu'ils s'ac-
« cumuleraient, ces produits de la diathèse goutteuse, il
« faudrait encore les employer sans doute ; mais ce ne se-
« rait assurément qu'une médication bien accessoire, puis-
« que, ne touchant en rien à la diathèse, elle laisserait le
« malade nécessairement en proie au retour des accidents
« qu'elle ne serait propre ni à conjurer, ni à atténuer. Mais
« la médication thermale de Vichy fait mieux que cela
« C'est à la diathèse goutteuse elle-même qu'elle s'attaque,
« non pas à la manière d'un spécifique dont les effets peu-
« vent se mesurer en quelque sorte d'avance, mais comme
« un modificateur salutaire dans les limites qu'il lui est
« donné d'atteindre, et précieux encore dans ce qu'il a d'im-
« parfait. . . . »

*La cause de la gravelle est-elle nécessairement un catarrhe
de la muqueuse, des calices, du bassinet ou de l'uretère?*

Cette thèse, qui est la dernière que j'examinerai avant de
passer au *traitement,* a été soutenue par un médecin distingué,

M. le docteur L. de Crozant, inspecteur à Pougues (1). Je ne puis la discuter que brièvement. Si je consacrais à ce travail l'attention qu'il mérite, je sortirais du cadre que je me suis tracé.

Les conclusions suivantes, données par M. de Crozant, seront l'objet de ma réfutation. « Les concrétions pierreuses, « qui constituent la gravelle et la goutte, sont le résultat d'un « obstacle matériel au cours des liquides qui en tiennent les « éléments en solution ou en suspension. »

« Ce mode de formation est le même, quelle que soit la « composition des dépôts, quel que soit leur siége. »

« Cet obstacle est une matière albumino-muqueuse, que « sécrète la membrane interne du canal, réservoir, ou vais- « seau, dans lequel se trouve le gravier. »

« Quelque abondants que soient, dans les liquides, les ma- « tériaux qui concourent à la formation des concrétions, ils « ne se déposent point sans l'intervention de la matière catar- « rhale. »

« Tout catarrhe, siégeant dans les parties les plus rétrécies « des voies urinaires, produira nécessairement la gravelle. »

« L'abondance, dans le sang (2) ou l'urine, de l'acide urique « et des sels qui composent ordinairement ces dépôts pierreux, « est une prédisposition à la gravelle, à la goutte ; mais la « cause essentielle de ces maladies, est l'obstacle à l'excrétion « de ces substances : le catarrhe. »

Précédemment à ces conclusions, M. de Crozant indique la présence constante du mucus dans les calculs.

(*Loc. cit.*, p. 18.) « Le mucus est la condition impérieuse, « nécessaire de tout calcul ou gravier, qu'on trouve dans les

(1) *Des coliques néphrétiques et de la gravelle,* 1851.

(2) **M.** de Crozant commet une erreur en admettant la présence de l'acide urique dans le sang. Il n'y existe qu'à l'état d'urate.

« voies urinaires. Tous ceux que M. O. Henry a examinés en
« contiennent une quantité plus ou moins considérable, sui-
« vant leur degré de cohésion (tout calcul est formé d'une
« substance quelconque, et de mucus d'autant plus en abon-
« dance que le calcul est plus dur), et, sans la présence de
« cette matière, il serait difficile de comprendre la formation
« des calculs qui ne sont qu'un agrégat de sable ou de cris-
« taux pierreux ; c'est un fait aujourd'hui parfaitement admis
« et constaté, excepté peut-être pour de rares calculs formés
« de cystine. »

« La formation du sable est, dans ce cas, bien facile à con-
« cevoir : un homme a un catarrhe des voies urinaires, les
« mucosités qu'il sécrète plus abondamment que de coutume
« tapissent la muqueuse. *Les mucosités deviennent un obstacle
« au passage de l'urine, un filtre qui arrête les sels les moins
« solubles que contient ce liquide.* »

*J'ajouterai que, pour M. de Crozant, il n'y a pas de gra-
velle sans crise très-douloureuse dans la région des reins.*

De nombreux arguments peuvent être opposés à cette manière de voir.

1° Et d'abord il n'est pas exact d'affirmer que le mucus est
impérieusement nécessaire à la cohésion des parties consti-
tuantes d'un calcul. Il existe des concrétions (autres que
la cystine) dans lesquelles il n'entre point du tout de mucus,
ou autre matière organique servant de lien aux particules
pierreuses. Ces concrétions, plus rares que les autres du reste,
sont dues à la réunion de petits cristaux qui se multiplient
dans le liquide, finissent par se toucher et se soudent par leur
contact réciproque. C'est l'opinion d'un des hommes les plus
experts dans l'étude du sujet qui nous occupe.

S'il est difficile à M. de Crozant « de comprendre sans l'in-
« tervention du mucus la formation des calculs qui ne sont

« qu'un agrégat de sable ou de cristaux pierreux, » il ne doit pas concevoir l'agglomération solide de cristaux que l'on rencontre aussi dans le règne organique, et formée, comme les graviers, au sein des liquides, en vertu des lois qui président à toute cristallisation : le sucre raffiné par exemple. Il consiste d'abord en petits cristaux isolés, soudés ensuite, en masse plus grande, par d'autre sucre cristallisé de même nature, fourni, au fur et à mesure, par le même liquide chargé de sucre.

La nature ne s'est pas non plus servie du ciment pour donner de la cohésion à certaines cristallisations du règne minéral, comme les géodes dont l'intérieur est tapissé de cristaux, comme le carbonate de chaux des stalactites et des stalagmites, formés par du bicarbonate de chaux soluble dont un équivalent d'acide carbonique s'est échappé. Si les conditions, qui ont dû concourir à la cristallisation du marbre (conditions de chaleur, de pression excessive et de refroidissement, durant des siècles géologiques), n'étaient pas toutes différentes de la cristallisation faite au sein des liquides, on pourrait aussi donner le marbre pour exemple de particules pierreuses, jouissant d'une grande force de cohésion sans matière étrangère qui les unisse ; mais poursuivons.

Pourquoi avoir admis une exception en faveur de la cystine ? N'est-elle pas, comme l'acide urique, une matière organique cristallisable, ainsi que je l'ai décrite, et ne donne-t-elle pas lieu à des concrétions volumineuses ?

2° S'il est rare de rencontrer des concrétions dans la masse desquelles la matière organique, formant un lien, un gluten, fait défaut, la théorie de M. de Crozant (pourra-t-on m'objecter) est au moins appuyée par la grande majorité des exemples de concrétions, dans l'agrégation desquelles intervient cette matière albumineuse sécrétée par les muqueuses.

Sans doute, et c'est à dessein que j'ai soulevé cet argument spécieux ; il y a du mucus dans la plupart des graviers ou calculs, parce qu'ils se forment, ainsi que je vais le dire, dans un milieu où il y a toujours de petites quantités qui se mêlent aux concrétions. Mais le mucus, cause du dépôt pour l'auteur de la théorie en question, et appelé matière catarrhale dépendant d'un catarrhe des voies urinaires supérieures, est comparé par lui au catarrhe de la muqueusé nasale ; s'il en est ainsi, c'est du pus muqueux, du muco-pus, qui doit être sécrété, et non du mucus, ainsi qu'en sécrètent, en petites quantités, les muqueuses à l'état sain, mucus transparent, incolore, qu'on retrouve même dans la salive saine. Les calculs, développés dans le canal de Warton sous la langue, contiennent aussi du mucus. Invoquera-t-on aussi, dans ce cas, l'existence d'un catarrhe des voies salivaires? L'urine saine en contient aussi qui vient se mêler à la matière de la concrétion. Il y a loin, pour tout le monde, de cette sécrétion normale du mucus à la sécrétion purulente pathologique appelée *catarrhe*.

3° Il n'est pas exact non plus d'affirmer qu'une concrétion grosse ou petite soit d'autant plus dure qu'elle contient plus de mucus. L'analyse a plutôt démontré le contraire à Gay-Lussac et à M. Pelouze, dans leur rapport sur un mémoire de mon père, relatif à la dissolution des calculs. J'en donne plus loin les conclusions. Je tiens à la disposition de mon collègue, M. O. Henry fils, chimiste distingué, les échantillons de calculs qu'il voudra choisir dans notre collection, afin de s'assurer, sur une grande échelle, que les plus denses et les plus durs contiennent moins de mucus que les plus poreux et les plus friables.

4° Fréquemment on a trouvé, après la mort, de gros calculs existant, depuis des années, dans les reins de sujets qui, de leur vivant, n'avaient jamais éprouvé de douleurs, ni ressenti de crises, et dans les urines desquels les médecins, qui les soignaient, n'avaient pas vu les signes du *catarrhe si nécessaire à la formation.*

L'un des deux auteurs du *Compendium* (MM. Monneret et Fleury), pendant son internat à Saint-Louis, a trouvé « *chez une femme qui n'avait jamais offert ancuns troubles du côté des voies urinaires, un calcul branchu qui remplissait le bassinet tout entier par son corps, et les calices par ses appendices.* »

Baglivi a vu des individus ne pas souffrir de calculs qu'ils portaient dans les reins. Bonnet cite un homme dans le même cas. Crosse et Marcet ont aussi trouvé de gros calculs dans les reins d'individus qui n'avaient jamais souffert.

Au début de ce mémoire, j'ai cité des exemples (puisés dans les auteurs, ou empruntés à notre pratique), exemples de malades qui expulsent des graviers assez volumineux dont la formation a eu lieu à leur insu, et dont l'existence ne leur est révélée que par la douleur que ces corps étrangers causent en passant dans le canal de l'urètre, ou même seulement par le bruit qu'ils produisent en tombant dans le vase de nuit.

M. de Crozant ne peut, en pareilles circonstances, invoquer l'effet mécanique du mucus remplissant l'office de filtre, à moins d'admettre qu'il existe pendant des années ou des mois un catarrhe tellement imperceptible, qu'il échappe aux yeux du malade et du médecin. Notre confrère peut encore moins s'appuyer sur l'indication précise des crises douloureuses, qui pour lui ne manquent jamais, et qu'il se complaît à décrire, puisque, dans les exemples que je cite, il y a eu absence totale de douleur, et même de malaise.

5° Je veux à présent, pour mieux combattre cette théorie du catarrhe, admettre avec l'auteur son existence constante:

soit ; alors il n'y aurait plus de gravelle d'acide urique, mais seulement de la gravelle phosphatique. En effet, la chimie démontre (voir précédemment page 17), que l'urée en présence de l'albumine (et le mucus en contient beaucoup), se décompose rapidement, à la faveur de la température du corps, en carbonate d'ammoniaque, l'albumine jouant le rôle de ferment ; alors le carbonate d'ammoniaque, rendant l'urine alcaline, précipite les phosphates, et non pas l'acide urique. Or, avec la théorie du catarrhe, la gravelle urique devient impossible.

6° Le catarrhe au lieu d'être la cause de la gravelle et des calculs rénaux, en est souvent l'effet. Des malades morts à la suite d'inflammation catarrhale venant du rein, des calices, des bassinets (pyélo-néphrite) avaient eu d'abord dans cet organe un ou plusieurs calculs soit d'acide urique, soit d'oxalate qui s'étaient développés sans donner signe de catarrhe. La présence prolongée des concrétions est devenue, à la longue, une cause d'inflammation catarrhale ; et une fois cette maladie développée, la nature du calcul a commencé à se modifier dans cette seconde phase de la maladie. Les nouvelles couches déposées ultérieurement ont été formées par des phosphates et des carbonates.

La pyélo-néphrite peut aussi se manifester en l'absence de calculs et tenir à d'autres causes, telles que le rhumatisme, la rétention incomplète et habituelle d'urine, etc. Mais les malades qui en sont atteints n'ont pas la gravelle, malgré leur catarrhe, et s'il venait à se former des concrétions dans ces circonstances, elles seraient constituées par des phosphates.

Avant de passer à un autre sujet, je relèverai une erreur commise par notre distingué confrère M. de Crozant (*loc. cit.*, page 13). Il regarde la gravelle urique comme très-fréquente chez les enfants chétifs et lymphatiques.

J'ignore où il a puisé ce renseignement, mais il est erroné en trois points :

1° La gravelle, ainsi que je l'ai dit, est regardée par tous les hommes spéciaux comme très-rare dans l'enfance (1) ;

2° La gravelle urique plus encore que toute autre ;

3° La gravelle urique ne coïncide pas avec un état de santé chétive et une constitution lymphatique.

(1) M. de Crozant, pour prouver que la gravelle est commune dans l'enfance, ne compte sans doute pas s'appuyer sur ce passage de M. Rayer (*loc. cit.*, t. Ier, p. 198) : « L'urine des enfants laisse quelquefois déposer des sédiments de phosphates et d'urates acides. »

CHAPITRE IV.

TRAITEMENT.

Du régime à observer dans la gravelle urique, et oxalique. L'emploi des eaux minérales alcalines de Pougues, de Vals, de Vichy est des plus utiles pour combattre la gravelle urique et oxalique; mais les eaux minérales agissent au moins autant par l'impulsion qu'elles donnent aux fonctions chargées de brûler les produits azotés (fonctions qu'elles régularisent) que par l'action neutralisante des carbonates alcalins qu'elles contiennent, action passagère, et dont l'effet chimique (quand on l'a observé sur les urines) cesse peu de jours après la terminaison de la cure.—Traitement de la gravelle phosphatique. Médication par les eaux de Contrexeville, etc.

Le traitement de la gravelle goutteuse consiste dans le régime, dans l'observation de certaines règles d'hygiène, aussi bien que dans l'usage (*très-efficace, je m'empresse de le dire*), des eaux minérales alcalines, bicarbonatées, sodiques et calcaires), au premier rang desquelles il faut placer Vichy, Vals, Carlsbad, Ems, Pougues, Contrexeville, Kissingen, etc. (1).

Le même traitement convient à un individu, rendant du sable fin mêlé à l'urine au moment de l'émission, c'est-à-dire à l'individu menacé de gravelle ou commençant à en être affecté, aussi bien qu'à celui qui rend des concrétions d'un volume variable, avec cette différence que le premier éprouvera plus tôt les bénéfices du traitement que le second, chez

(1) Je renvoie pour les détails qui concernent ces différentes eaux, à la dernière édition de l'intéressant ouvrage de M. Constantin James. (*Guide aux eaux minérales*, 1857.)

lequel la maladie est plus avancée, et sans doute aussi plus ancienne.

Le traitement par les alcalins seuls, n'aurait que peu d'effet, sans l'observation des règles de l'hygiène, et d'un régime sévère, seulement en ce qui concerne un petit nombre d'aliments.

Dans l'étude que j'ai faite des causes, j'ai indiqué l'influence de l'alimentation, et de certaines conditions d'hygiène mal entendue, sur l'évolution de la maladie. Il est donc facile de comprendre que si le malade continue à vivre dans des conditions favorables au développement de la maladie, il ne peut pas espérer guérir seulement par la médication thermale.

Je serai, à l'égard du régime, obligé d'entrer dans des détails qui pourront sembler superflus, et qui ont cependant une grande importance.

A. — L'*acide oxalique*, je l'ai déjà dit, est le seul acide organique que notre économie rende tel qu'elle l'a reçu. Elle le prend à l'état d'oxalate, c'est à l'état d'oxalate qu'on le retrouve dans l'urine.

La *gravelle oxalique*, en vertu de la disposition originelle dont j'ai parlé, alterne communément avec la gravelle urique. En effet, on voit des personnes affectées de gravelle urique, rendre des graviers d'oxalate si, après avoir abandonné un régime trop animalisé, elles ont observé un régime végétal, dans lequel il entre des végétaux riches en oxalates.

Souvent nous trouvons, dans l'urine des personnes rendant du sable urique, des cristaux d'oxalate de chaux en assez grande quantité, parce qu'elles ont mangé la veille des aliments qui contiennent des oxalates. Il y a quelques jours seulement, un malade M. F., envoyé vers nous de Clermont, par M. le professeur Fleury et notre excellent confrère M. Auclerc, nous remit de l'urine très-chargée de sable d'acide urique ; je trouvai mêlés à ce corps une grande quantité de cristaux d'oxalate de chaux, reconnaissables au microscope à leur forme d'enveloppe de lettre. Il fut répondu à ma demande : « Vous avez mangé ou de l'oseille ou de la tomate, etc.? — Oui, j'ai mangé beaucoup d'oseille. »

Il est donc important, pour les raisons que je viens de donner, d'indiquer les aliments végétaux qui contiennent notablement d'acide oxalique, afin que les personnes attaquées, ou disposées à la gravelle, en mangent seulement de temps en temps et modérément; elles doivent en éviter l'usage fréquent et surtout ne pas en faire une nourriture trop exclusive, comme cet homme cité par Magendie qui, pour se rafraîchir, mangea journellement pendant un an, à lui seul, un plat d'oseille. Au bout de ce temps, il fut attaqué de gravelle et rendit des graviers d'oxalate de chaux.

L'*acide oxalique* existe en grande proportion dans l'*oseille*, la *tomate*, les *haricots verts* et les *vrilles de vigne* que mangent si souvent les enfants à la campagne. C'est à l'état de bioxalate de potasse qu'on l'y trouve (1).

Le *cresson d'eau*, selon Mitscherlich, en renferme aussi considérablement (2). Dès qu'un sel de chaux se trouve en présence d'un oxalate, l'oxalate de chaux insoluble se précipite.

Les *asperges* doivent être signalées aux graveleux comme leur étant contraires, non pas qu'elles contiennent des oxalates, mais parce qu'elles exercent sur les reins une action spéciale sans doute congestive, action manifestée par le ralen-

---

(1) Pelouze et Frémy, *Chimie générale*, 1848 : « Dans les plantes marines, il existe à l'état d'oxalate de soude. Les lichens qui croissent sur les pierres calcaires contiennent tous de l'oxalate de chaux, et la proportion de ce sel atteint souvent les trois quarts du poids même de certaines espèces de lichens. »

(2) *Lehrbuch der Chemie*, 1834.

tissement de la sécrétion, la concentration de l'urine et l'odeur désagréable qu'elles communiquent à ce liquide. C'est à tort qu'on leur attribue la propriété d'augmenter la sécrétion urinaire, d'être, en un mot, diurétiques. J'ai vu un malade atteint de gravelle qui aimait beaucoup les asperges, et qui a été obligé de renoncer à en manger; elles lui occasionnaient des coliques néphrétiques très-douloureuses suivies de l'excrétion de sables, tandis que, habituellement, il en rendait sans souffrir. Les malades peuvent en manger une fois par semaine, par exemple, mais non pas quotidiennement, ainsi que peuvent le faire certaines personnes bien portantes, sur la table desquelles, durant la saison, il en paraît tous les jours, quelquefois à deux repas.

B. — D'autres motifs m'ont aussi engagé à entrer dans les détails du régime, c'est l'incertitude dans laquelle sont les malades en présence des opinions différentes qui divisent les médecins pratiquant aux eaux minérales, et à Vichy en particulier.

Les uns, attribuant la gravelle goutteuse à un excès d'acidité des humeurs, défendent les fruits, la salade, le vinaigre, comme autant d'acides pouvant neutraliser l'alcali, le bicarbonate de soude dissous dans les eaux; les opposants à cette doctrine tolèrent la salade et le vinaigre, et recommandent même les fruits. Ces derniers s'appuient sur des données physiologiques évidentes, qui vont suivre; mais leurs raisons ne sont pas assez connues des malades pour en être appréciées. Que de fois mes commensaux de table d'hôte ont invoqué mon opinion à ce sujet : « Mon médecin, me dit l'un, me défend les fruits, qu'en dites-vous, docteur ? Il a ses raisons, et elles doivent être bonnes, suis-je obligé de répondre.—Mais, dit un autre, mon médecin me recommande d'en manger ! — Il a sans doute aussi ses motifs, pour vous engager à faire de la sorte ; je ne puis, leur dis-je, vous faire ici une leçon sur l'effet des eaux minérales. — Voyez, dit une troisième personne, d'un petit air victorieux, ces médecins ne sont jamais d'accord. »

Cette divergence d'opinions produit sans doute un mauvais effet ; mais il est probable qu'elle cessera d'ici quelques années, les malades eux-mêmes adopteront la plus rationnelle, car aux eaux, pour occuper leurs loisirs, ils étudient la médecine au point de vue de leur maladie, et de la manière de se diriger dans leur traitement.

Les fruits mûrs ne contiennent pas d'acide oxalique, lequel, nous venons de le voir, traverse l'économie sans subir de changement ; mais ils renferment d'autres acides organiques très-décomposables en acide carbonique et en oxyde de carbone : ce sont les acides pectique, malique, tartrique, citrique, etc. L'acide acétique, le vinaigre autrement dit, subit la même transformation. On a craint la combinaison de ces acides pectique, malique, etc., avec la soude des eaux et la neutralisation de leur propriété alcaline.

Or, l'expérience a prouvé à des chimistes d'un grand renom, tels que Wœhler, Berzélius, Millon, qu'on pouvait rendre alcaline, l'urine d'un animal ou d'une personne, rien que par l'ingestion d'une abondante quantité de fruits mûrs, fraises, cerises, raisins, etc.

Les fruits renferment les acides dont il est question, combinés avec la soude et la potasse ; ils se décomposent en acide carbonique, et forment des carbonates de soude et de potasse alcalins, qui donnent aux excrétions une réaction alcaline. Ce que j'ai dit des fruits s'applique au vin ; les malades peuvent en boire, mêlé à l'eau ordinaire ou alcaline, ce serait pour quelques-uns une grande privation de s'en abstenir.

C. — Le régime des personnes affectées de gravelle, est

généralement composé de viandes noires, de gibier, de rôtis, et de jus de viande servant de sauce, même aux légumes ; les œufs, le poisson, et fort peu de légumes, complètent cet ordinaire succulent. Une alimentation aussi azotée a l'inconvénient d'introduire dans l'économie une trop grande quantité de matières de concrétions. Ces malades jouissent pour la plupart d'un excellent appétit et aiment la bonne chère.

Les conditions de régime, qui doivent favoriser leur guérison, sont tout inverses. *Prendre une nourriture mixte, diminuer la quantité d'aliments, et rester un peu en appétit en sortant de table.*

Pour rendre la nourriture mixte, il faut remplacer les viandes noires par les viandes blanches, augmenter la proportion des légumes herbacés, tels que : épinards, chicorée, laitue, céleri, carottes, choux-fleurs, etc., assaisonnés au beurre ou à la crème, quelques légumes féculents contenant peu d'azote, comme les pommes de terre, le riz, etc., aideront à varier un peu.

Il est utile que les malades sachent que *certains légumes farineux contiennent une grande proportion d'azote,* d'abord les *haricots,* les *lentilles* un peu moins, puis les *pois ;* la *farine de froment* en contient encore notablement ; il n'est donc pas indifférent que le malade diminue la quantité de pain qu'il mange à ses repas.

L'importance des aliments azotés, dans le régime, est capitale pour la nutrition. M. le professeur P. Bérard, dit dans son *Traité de physiologie* « Les aliments qui ne contiennent « pas d'azote ne peuvent seuls entretenir la nutrition. »

Aussi peut-on à volonté, par l'observation d'un régime sévère, en diminuant la proportion des aliments azotés, faire varier les proportions des urates et de l'acide urique contenus dans l'urine.

Des physiologistes, Tiedemann et Gmelin, Chossat, Magendie, MM. Leuret et Lassaigne, P. Bérard, Cl. Bernard, ont nourri des animaux (chiens, chats, oies, pigeons, etc.) exclusivement avec de la gomme, du sucre, de l'huile, de l'amidon, tous aliments privés d'azote, et de l'eau distillée à discrétion. —Les animaux mouraient du vingt-cinquième au quarantième jour avec les signes de l'inanition, amaigrissement, faiblesse, diarrhée, perforation des cornées, et perte des yeux.

L'urine des animaux carnassiers sur lesquels on a expérimenté a cessé, au bout de quelques jours, de contenir de l'acide urique, et dans la période ultime de la vie, elle est devenue alcaline; à l'état normal, l'urine de ces animaux est acide et contient beaucoup d'acide urique.

Pareilles expériences démontrent au malade l'influence du régime, et sans lui conseiller d'endurer la faim, encore moins de se priver de tout aliment azoté, on peut lui faire comprendre que rien que par une raisonnable sobriété il pourrait arriver à se mettre à l'abri de la formation de nouveaux graviers.

De ces expériences il découle, au contraire, la nécessité d'introduire dans l'économie des aliments azotés; une raison physiologique donne l'explication de cette nécessité. *L'organisme dans un temps donné perd par l'exhalation pulmonaire, les excrétions urinaire, fécale, et sudorale, plus d'azote qu'il n'en a pris au dehors.* Cette quantité excédante d'azote perdu provient de la décomposition d'une très-petite proportion de principes immédiats composant nos tissus, muscles, sang, etc. Or, comme l'organisme ne forme pas de toutes pièces les corps simples (et l'azote est du nombre), comme il ne reçoit pas d'azote par la respiration, il doit l'emprunter aux aliments.

Cependant une petite proportion d'azote suffit, en s'incorporant aux parties vivantes de l'économie, pour réparer les pertes des tissus, de même qu'une petite quantité seulement de ces parties vivantes a subi l'influence de l'oxygène et s'est dépensée.

Si une certaine proportion des substances azotées du corps humain n'était pas détruite, la vie pourrait s'entretenir seule par l'action des aliments privés d'azote. Il n'en est pas ainsi.

Les principes immédiats azotés ne sont pas seuls nécessaires à l'alimentation, la quantité considérable d'aliments non azotés que nous ingérons concourt aussi à l'entretien de la vie, non pas, il est vrai, en s'incorporant aux parties vivantes (la graisse exceptée), mais ils fournissent à l'oxygène, leur carbone et leur hydrogène, comme aliment de la combustion respiratoire, et entretiennent ainsi la température animale, l'action nerveuse, la puissance contractile des muscles ; ce sont eux aussi qui concourent à la formation des dépôts graisseux de nos tissus.

L'organisme dépense plus ou moins selon l'exercice que prennent les individus ; c'est l'exercice qui règle la respiration, source principale de la combustion, de ces aliments azotés et carbonés brûlés par l'oxygène. Aussi un violent exercice peut compenser une nourriture abondante et azotée ; une alimentation peu abondante et peu azotée est d'accord avec un exercice modéré ou insuffisant.

Les personnes attaquées de la gravelle goutteuse ont pour le repos une tendance qui va croissant jusqu'à ce que souvent la maladie les mette dans l'impossibilité de remuer. Les malades devront diminuer le temps qu'ils consacrent au sommeil et au repos ; un exercice soutenu et assez violent leur est nécessaire, la marche, la danse, les armes, la gymnastique, etc. L'exercice aura encore un effet plus salutaire s'il est poussé jusqu'à la sueur ; la peau, remplissant bien ses fonctions, viendra en aide aux reins pour rejeter en dehors les produits azotés, usés par la combustion. Les malades peuvent, eux-mêmes faire chaque jour, pendant une demi-heure, des frictions sur la peau, ils prennent alors de l'exercice en même temps qu'ils activent la circulation capillaire laquelle concourt à l'acte respiratoire.

Les eaux minérales alcalines, sont celles qui conviennent le mieux au traitement de la *gravelle goutteuse*. Personne ne songe aujourd'hui à mettre en doute leur utilité contre cette maladie. Mon père et moi nous les prescrivons aux personnes qui en sont attaquées, ainsi qu'aux malades que nous avons guéris de la pierre formée d'acide urique ou d'urates, et Vichy et même Pougues reçoivent chaque année la visite d'un grand nombre de nos clients.

Il n'est pas hors de propos de faire observer que les effets des alcalins ne sont pas les mêmes sur tous les graveleux. Je parlerai de préférence de l'action des eaux de Vichy, étant à même de le faire avec connaissance de cause.

A. — Ceux qui rendent habituellement du sable gros ou fin forment la majorité. Peu de jours après avoir commencé leur traitement minéral, la quantité de sable qu'ils rendent, va diminuant progressivement, la couleur des concrétions, variable selon les individus, du rouge-brique foncé au jaune, devient aussi chaque jour plus pâle, elle passe lentement par toutes les nuances du jaune au blanc. Ce changement qui s'opère dans la couleur du précipité est dû à la présence d'une proportion croissante d'urate de soude, remplaçant l'acide urique. Lorsque le dépôt est tout à fait blanc, c'est un signe de prochaine et complète disparition de la gravelle. Ce phénomène, que j'ai observé à Vichy depuis quelques années que j'y exerce, a été noté par mon excellent confrère M. Willemin, dans un intéressant et nouvel ouvrage sur l'emploi des eaux de Vichy dans les affections chroniques de

l'utérus (1). M. Durand Fardel, qui m'a témoigné une bien-
veillante sympathie dont je lui sais beaucoup de gré, avait
aussi fait cette remarque, et je me rappelle qu'un M. Desb.....
lui a remis chaque matin exactement pendant quinze jours
le dépôt de sable qu'il avait recueilli. Le contenu des paquets
placé par ordre de date, formait du jaune foncé au blanc une
décroissance de couleur dont le pinceau seul peut donner
une idée.

B. — Les malades qui rendent de loin en loin, tous les deux,
trois ou quatre mois, des concrétions qui par leur volume
méritent le nom de gravier, sont en moins grand nombre.
Ceux-là, après plusieurs jours de leur cure, expulsent un ou
plusieurs graviers qui étaient en voie de formation, puis ils
cessent de souffrir et d'en rendre pendant longtemps, des
années même, jusqu'à ce qu'ils soient de nouveau atteints par
la maladie faute de tout traitement, et parce qu'ils ont repris
leur ancien genre de vie.

C. — Un certain nombre de malades, dans le courant de
l'année, souffrent souvent dans les reins et ne rendent des
concrétions qu'aux eaux minérales. La formation a lieu d'une
manière lente dans l'intervalle du traitement, jusqu'à ce que
les eaux par leur action complexe, dont il va être question plus
loin, les déplacent et les entraînent au dehors.

D. — La médication alcaline donne, dans certains cas, un
coup de fouet à la gravelle qu'elle est destinée à guérir, et cette
maladie ne commence à disparaître qu'après avoir donné lieu
d'abord à une formation successive et beaucoup plus abondante
de sables ou de graviers, évidemment dus à une séparation ré-
cente, accompagnée de coliques plus ou moins vives. C'est
ainsi que procède souvent la nature en faisant passer à l'état

____

(1) Voir p. 97 et suiv.

aigu, une maladie chronique dont elle veut avoir plus facilement raison.

E. Parfois on observe, aussi à Vichy, un singulier phénomène ; certains graveleux rendent, seulement aux eaux et dans
une seule saison en très-peu de temps, d’énormes quantités
de graviers de grosseur variable. Prunelle a consigné le fait
dans une lettre à l’Académie de médecine : «On voit, dit-il, des
« graveleux rendre des graviers pendant si longtemps et en
« quantité telle, que si tous ces graviers étaient le produit
« d’une même et unique opération, il faudrait supposer aux
« cavités qui les contiennent une capacité égale à celle de l’es-
« tomac. »

Il me semble cependant, plus naturel de supposer l’accu-
mulation de ces masses de concrétions dans les calices, et les
bassinets, dont les parois peuvent subir une grande extension,
que d’admettre une séparation aussi considérable de matière
concrescible opérée en quelques jours, en quelques heures
même, par les reins. N’ai-je pas, au début, cité le cas d’un
homme qui, dans une seule émission d’urine, a expulsé six
cents graviers, et d’autres exemples aussi surprenants? On ne
peut ici invoquer une formation instantanée de tous ces graviers, ils ont dû trouver assez de place où se loger.

Lorsqu’une expulsion aussi abondante de concrétions s’o-
père aux eaux, on peut l’expliquer autrement que par une
formation subite ou très-récente. Les graveleux en traitement
boivent, en dehors de leurs repas, huit ou dix verres d’eau par
jour ; les reins sécrètent l’urine avec une activité qu’ils n’a-
vaient pas auparavant, et pour peu que la lumière du bassinet dans l’uretère soit obstruée par des graviers, les mem-
branes élastiques, musculo-fibreuses qui forment l’uretère, les
calices et le bassinet, sont distendues davantage par le liquide ;
les ouvertures par ce fait sont dilatées, et elles livrent passage

à des concrétions qui naguère étaient retenues ; le fait seul de l'expansion des poches multiples, formées par les calices au-devant du rein, change leurs rapports habituels avec le rein, et déplace les graviers retenus dans les endroits resserrés. Il faut encore tenir compte de deux influences dans cette explication : la vitalité de l'organe est modifiée par l'effet des eaux, et les propriétés chimiques de ces dernières empêchent l'accroissement ultérieur des concrétions, et mettent fin aux adhérences directes que certaines d'entre elles pouvaient avoir avec les tubes urinifères, ainsi qu'on en rencontre parfois quand on ouvre des reins renfermant des concrétions.

Je n'entends pas attribuer seulement à la proportion considérable de sels alcalins des eaux, cette facilité d'expulsion de la gravelle, qui suit leur usage ; semblable remarque a été faite à toutes sources vantées contre la gravelle. Ainsi à Contrexeville dont les eaux sont loin d'être aussi minéralisées que celles de Vichy, et dans lesquelles la chaux remplace la soude, M. le docteur Boucheron (que mon père vient de guérir de la pierre) a observé, l'an dernier, un malade, confié aux soins de M. Beau, médecin inspecteur, qui, dans la troisième semaine de sa cure, a rempli plusieurs boîtes avec des graviers d'acide urique gros comme des petits pois, et dont le nombre dépassait cent cinquante.

Les eaux minérales alcalines, et celles de *Vichy en particulier, enrayent le plus souvent les coliques néphrétiques ;* elles les préviennent en empêchant la formation de nouveaux graviers. Très-rarement elles les provoquent ; de même rarement, elles favorisent la formation de graviers ; mais enfin cela arrive, et cette possibilité accidentelle doit être connue des médecins, afin de faire cesser aussitôt le traitement minéral dès qu'il est suivi de coliques néphrétiques franches, chez un individu qui n'en souffre pas souvent. Les malades, au contraire, qui sont sujets aux coliques, dont les douleurs ont paru aux eaux comme ailleurs, simple coïncidence, et non pas un effet dont les eaux puissent être accusées d'être la cause, ceux-là doivent momentanément cesser pour reprendre après. Dans les deux cas, pendant la durée des coliques, le traitement minéral sera délaissé. On pratiquera sur la région rénale douloureuse, ou sur les deux, des émissions sanguines avec les sangsues, ou les ventouses scarifiées; de larges cataplasmes émollients seront appliqués sur la région; on baignera longtemps le malade dans l'eau simple, et comme boisson on prescrira de la tisane de graine de lin faite à froid, mêlée à un tiers de tisane de chiendent, et le second ou le troisième jour, deux ou trois demi-verres d'eau minérale, d'une source chaude, comme légèrement diurétique; si cette petite quantité d'eau minérale est cause d'une aggravation dans les douleurs, on la supprimera. Au lieu de coliques néphrétiques manifestes le malade ressent quelquefois, par suite du traitement, une douleur générale dans la région lombaire, douleur musculaire plutôt que néphrétique; les *douches* en pareil cas sont indiquées et ordinairement utiles.

Lorsque les véritables coliques néphrétiques, après avoir été calmées par le traitement antiphlogistique, reparaissent dès qu'on reprend le traitement minéral alcalin, c'est qu'il ne convient pas au malade; quelques médecins dans ce cas considèrent les *eaux sulfureuses dégénérées*, telles que *Enghien*, la *Presle*, *Moligt*, *Olette*, comme plus efficaces.

A Vichy (à moins de contre-indications particulières dont le médecin est juge), les graveleux doivent se baigner, et boire en commençant par des demi-verres d'eau : quatre le premier jour, et aller selon que leur estomac le supporte, jusqu'à six ou huit verres entiers par jour, ce qui est une limite raisonnable.

En résumé, les exemples de gravelle goutteuse qui résistent à l'emploi bien entendu des eaux minérales alcalines, sont en très-petit nombre. On peut dire qu'elles guérissent cette maladie en régularisant et en activant les fonctions rénales, et en modifiant sans doute aussi la nature de l'excrétion urinaire. Il faut aussi accorder une certaine part au changement apporté forcément dans la manière de vivre des malades.

En y réfléchissant attentivement, on ne peut plus admettre aujourd'hui que l'effet curatif des eaux, contre la gravelle, *réside entièrement* dans les sels alcalins qu'elles contiennent.

Je veux énoncer rapidement les raisons principales qui m'engagent à penser ainsi :

1° Il ne nous est pas aussi facile qu'on le suppose de modifier, à notre gré, la sécrétion urinaire, bien qu'elle soit, en apparence, la plus simple et la plus grossière de nos excrétions.

2° L'alcalisation des urines n'est pas du tout en rapport avec la quantité d'eau minérale ingérée ou absorbée ; quelques malades rendent de l'urine alcaline après quelques verres, et un seul bain ; d'autres, au contraire, ne peuvent parvenir à modifier l'état acide normal de leur urine, quelque quantité qu'ils en prennent.

3° Des malades guérissent sans que pendant toute la durée de leur traitement leur urine ait cessé d'être acide ; d'autres ont des alternatives quotidiennes d'alcalinité et d'acidité dans l'excrétion.

4° L'effet alcalin, quand il se manifeste, n'a ordinairement que peu de durée : pour les uns il cesse de suite après le traitement ; pour d'autres, il persiste quelques jours, rarement plus d'une semaine.

5° D'après cette supposition, que l'excès d'acide est la

cause de la maladie, que les alcalins seuls peuvent neutraliser cette cause, les malades seraient obligés de se maintenir continuellement dans un état alcalin, sous peine de voir la maladie reparaître aussitôt : ce n'est pas là ce qu'on remarque chez les malades qui s'observent un peu quant au régime.

Parmi les graveleux qui n'observent aucun régime, et dont la maladie reparaît plus ou moins longtemps après le traitement, quelques-uns se maintiennent dans un état alcalin continuel en faisant usage, aussitôt rentrés chez eux, de bicarbonate de soude, et d'eau minérale transportée : sans doute les sels que livre au commerce la compagnie fermière de Vichy sont très-purs, les eaux parfaitement authentiques et récentes ; mais si une cure faite loin des sources peut être utile aux malades, ainsi que nous le leur prescrivons souvent, l'usage continuel des eaux et des préparations alcalines peut être préjudiciable à la santé. C'est peut-être avec raison que M. le professeur Trousseau reproche aux eaux alcalines, prises en grande quantité, de donner au sang une fluidité pathologique qui peut être la source de quelques accidents.

6° L'état alcalin de l'urine, quand il se manifeste à un degré prononcé, ne signifie pas que l'économie, comme l'entendent quelques praticiens, est saturée d'alcalis : il signifie seulement que les principes absorbés en bains ou en boissons sont éliminés avec l'urine. Certains poisons, certains médicaments pris à petites doses, se retrouvent au bout de quelques instants, de quelques minutes même dans l'urine, et cependant l'économie n'en est pas saturée.

Dans l'opinion d'un petit nombre de praticiens, les eaux n'agissent que lorsque l'économie est saturée ; je viens d'affirmer le contraire. M. Durand Fardel aussi a fait à Vichy en 1850, des recherches sur l'état des urines ; le résultat qu'il en a consigné dans un ouvrage intitulé : *Des eaux de Vichy, considé-*

rées sous les rapports chimique et thérapeutique, est semblable aux remarques auxquelles je suis arrivé à cet égard; il
termine en parlant de la saturation. « Qu'entend-on par la
« saturation de l'économie ? Ce mot ne peut vouloir dire autre
« chose, si ce n'est que l'économie renfermant tout ce qu'elle
« peut contenir d'alcalis, ceux-ci s'élimineraient par toutes les
« voies d'excrétions, surfaces urinaires, cutanées, etc., comme
« on voit se déposer les principes solubles que ne peut plus dis-
« soudre un liquide saturé. Mais si l'économie venait jamais
« à se trouver dans de semblables conditions, ce ne serait pas
« là seulement un état de saturation ; ce serait un véritable
« empoisonnement, un état certainement incompatible avec
« la vie. »

Je ne veux pas terminer sans dire un mot des propriétés
dissolvantes des eaux alcalines. *Tout ce qui précède leur est
certes favorable quant à la guérison de la gravelle ; mais je ne
puis leur reconnaître la propriété de dissoudre des concrétions*
même peu volumineuses. Il n'existe pas dans la science un
seul fait complet et authentique de dissolution d'un calcul.
On n'a à cet égard que des présomptions qui ont été habile-
ment interprétées par Petit. M. Noyer, médecin de l'hôpital
de Vichy a judicieusement repoussé cette assertion ; il n'a pu
lui-même, en plaçant des calculs d'acide urique dans les
sources en obtenir la dissolution. Et cependant, le gaz acide
carbonique qui se dégage exerce une action; le renouvellement
rapide et incessant de l'eau exerce un frottement, conditions
qui n'existent pas dans le réservoir vésical.

M. Civiale n'admet pas non plus la dissolution. Mon père a
traité à fond cette question dans des lettres adressées à l'Académie de médecine et à l'Académie des sciences (1). M. Pelouze, membre de l'Institut, à l'obligeance extrême duquel je

____

(1) *Lettres à l'Académie de médecine sur la dissolution des calculs*, 1839-1841.

dois les quelques notions de chimie que je possède, et l'illustre
savant Gay-Lussac ont fait sur ces travaux un rapport basé sur
des expériences nombreuses et variées, et peu favorables à la
dissolution. En voici les conclusions :

« En somme, nous avons été peu satisfaits de nos tentatives
« de dissolution par le moyen des irrigations : le borax, qu'on
« a beaucoup recommandé, il y a peu de temps, comme un
« dissolvant plus énergique que les carbonates alcalins, ne
« nous a pas donné de meilleur résultat que ces derniers sels.
« Nous en dirons autant des autres réactifs que nous avons
« mentionnés.

« Quand des difficultés aussi grandes se présentent avec
« des débris de calcul de quelques millimètres de diamètre,
« on se demande s'il est vraiment permis d'espérer la disso-
« lution de ces mêmes calculs lorsqu'ils sont entiers, com-
« pactes, volumineux, comme cela arrive souvent.

« Il y a quelque temps, on a annoncé en Angleterre que l'a-
« cide benzoïque pris intérieurement à la dose de quelques
« grammes, en mélange avec une faible dissolution de borax
« ou d'un carbonate alcalin, se décomposait en acide hippu-
« rique qu'on retrouvait dans l'urine. Nous avons été curieux
« de vérifier l'exactitude de cette assertion, mais les résultats
« auxquels nous sommes arrivés ont été négatifs. Nous n'a-
« vons pas trouvé dans les urines la plus faible quantité d'a-
« cide hippurique. Plusieurs fois nous avons observé que ces
« urines présentaient une odeur alcoolique agréable, dans la-
« quelle personne ne pouvait reconnaître celle qui caractérise
« ordinairement cette sécrétion. Elles offraient en outre cela
« de particulier, qu'elles se conservaient pendant plusieurs
« jours sans aucune altération apparente.

« Les observations que nous avons mentionnées dans ce
« rapport, les expériences qu'a faites M. Leroy d'Étiolles,

« celles que nous avons tentées nous-mêmes, seuls ou de con-
« cert avec lui, ne sont pas neuves pour la plupart ; elles ont
« été indiquées plus ou moins explicitement par divers au-
« teurs ; mais M. Leroy d'Étiolles a fait preuve d'une grande
« persévérance et de beaucoup d'habileté en coordonnant ces
« observations, en les multipliant, et en appelant de nouveau
« l'attention des médecins et des chimistes sur le traitement
« des maladies calculeuses.

   « Cet habile chirurgien nous semble avoir bien fait ressor-
« tir l'exactitude des conclusions suivantes :

   « 1° Certains réactifs acides et alcalins exercent sur les con-
« crétions urinaires une action destructive. Cette action porte
« moins encore sur les principes qui forment ces concrétions
« que sur la matière animale qui leur sert de lien. Elle est tou-
« jours très-lente, même en dehors de la vitalité. »

   « Elle peut être entravée par de nouveaux dépôts dont il
« faut sans doute reporter la production à la saturation des
« acides libres ou des sels acides de l'urine. Ces dépôts se réu-
« nissent quelquefois, acquièrent de la cohésion et constituent
« de nouvelles concrétions.

   « 2° Sans nier absolument la possibilité d'obtenir quelques
« guérisons, on peut dire, en thèse générale, que si la pierre
« n'est pas très-petite, il est probable qu'elle ne sera pas dé-
« truite par les réactifs agissant d'une manière indirecte,
« c'est-à-dire pris en boissons et en bains.

   « 3° L'action directe des réactifs introduits dans la vessie
« en injections et en irrigations est certainement plus puis-
« sante que celle qui s'exerce par les boissons et les bains ;
« mais, dans l'application, on rencontre des difficultés et des
« entraves qui allongent le traitement au point de rendre son
« succès problématique, et la vitalité des organes dans les-
« quels il faut agir donne lieu quelquefois à des réactions, à

« des accidents inflammatoires dont le danger n'est pas,
« comme dans la lithotritie, suffisamment compensé par la ra-
« pidité de la destruction de la pierre.

« 4° Il est évident que la combinaison de la lithotritie avec
« la dissolution serait favorable à cette dernière en multipliant
« les points de contact de la pierre avec les réactifs ; mais en
« admettant qu'il y ait des circonstances auxquelles cette com-
« binaison soit applicable, comme par exemple l'existence de
« cellules dans la vessie, ou tout autre vice de conformation,
« il serait peu convenable de l'adopter comme méthode
« usuelle, attendu que le premier morcellement de la pierre
« étant pour l'ordinaire ce qu'il y a de plus difficile et de plus
« pénible dans la lithotritie, abandonner celle-ci après que le
« principal obstacle est surmonté, pour entrer dans une voie
« beaucoup plus longue et dont l'issue est moins connue, se-
« rait peu sage et peu rationnel.

« Telles sont les conclusions auxquelles M. Leroy d'Etiolles
« a été conduit. Nous croyons très-dignes d'intérêt les faits
« qui leur servent de base. Nous espérons qu'en montrant
« toutes les difficultés dont la dissolution des calculs est en-
« tourée, loin de décourager des tentatives dont le succès est
« si désirable, les observations de l'auteur appelleront de nou-
« velles recherches sur cette question importante.

« Nous avons l'honneur de proposer à l'Académie de re-
« mercier M. le docteur Leroy d'Étiolles de ses communica-
« tions, et de l'inviter à poursuivre ses recherches. »

« Les conclusions de ce rapport ont été adoptées. »

J'ajouterai à ce qui précède le résultat de mon observation
personnelle relativement aux eaux de Vichy sur les calculeux.

Je puis citer bon nombre de malades atteints de la pierre
qui y sont venus trois ou quatre années de suite et plus,
dans le vain espoir de la dissoudre. Je m'empresse de dire que

la plupart ont éprouvé, quant aux douleurs, un mieux qui a persisté un ou plusieurs mois après leur séjour aux eaux.

Notre savant confrère M. Boudant, de Gannat, nous a adressé, il y a trois ans, un M. G., ayant un volumineux calcul d'acide urique qu'il persistait, malgré l'assertion de son médecin, à vouloir faire fondre par les eaux ; nous l'avons guéri de sa pierre par la lithotritie, les opérations ont été faites à Vichy; M. le docteur Noyer y assistait.

M. le professeur Fleury, de Clermont, a confié à nos soins un M. Tixier, qui a désespéré de faire dissoudre une très-grosse pierre d'acide urique ; nous l'avons, mon père et moi, guéri de même par la lithotritie. Les opérations ont été faites à Vichy, aussi en présence de M. Noyer.

M. le docteur Willemin, dont j'ai cité précédemment les travaux, m'a confié deux calculeux que les eaux soulageaient chaque année ; *tous deux refusaient de croire à l'existence d'une pierre.* L'un est un honorable médecin de Jemosac (Charente), M. le docteur Quandale ; sa pierre, grosse comme un œuf de pigeon, était d'acide urique, elle remontait à plusieurs années : c'est, il paraîtrait, peu de temps après son origine que les eaux de Vichy furent essayées, sans effet.

Le second malade de M. Willemin, M. G., magistrat à Poitiers, avait aussi un calcul d'acide urique, mais plus volumineux, dont il souffrait depuis sept années. — J'ai opéré et guéri ces deux malades à Paris, de concert avec mon père.

M. Petit m'avait adressé un surveillant dans les travaux des ponts et chaussées, nommé Borda ; il attendait depuis quatre ans la dissolution de son calcul, qu'il croyait diminué chaque saison, parce qu'il souffrait beaucoup moins pendant un ou deux mois après. Je l'opérai aussi avec succès d'une pierre d'acide urique.

L'examen des fragments de pierre rendus par ces différents

malades m'a permis de vérifier un fait déjà signalé par mon père, et dont j'ai dit un mot à propos de l'influence du régime et du traitement sur la nature des concrétions : certaines couches de ces calculs étaient plus pâles que les autres ; celui de Borda en avait de tout à fait blanches. C'étaient les couches formées à la surface du calcul pendant la durée des traitements alcalins ; ces couches sont en général formées par de l'urate de soude, de chaux et de magnésie, des phosphates doubles et triples, puis du carbonate de chaux (1). Le calcul de Borda en présentait trois de cette nature ; ces couches de sel calcaire entourent le calcul d'un velouté uni qui comble les inégalités de la surface rugueuse primitivement d'acide urique ou d'oxalate ; la consistance de ces couches est moindre, et le contact du calcul est moins douloureux pour la vessie. Lorsque le malade cesse le traitement alcalin et reprend son genre de vie habituel, le calcul continue à grossir ; mais les couches de nouvelle formation sont alors de la même nature que le noyau primitif, à moins de changement notable dans le régime et l'hygiène. Un nouveau traitement alcalin donne lieu à une nouvelle couche blanchâtre, et ainsi de suite, jusqu'à ce qu'un jour l'inflammation de la vessie se déclare, et que, d'après certaines lois chimiques que j'ai données en commençant, la nature des nouvelles couches du calcul soit modifiée, et successivement remplacée par des urates, des phosphates ou des carbonates, dont la formation ne peut plus être arrêtée que par l'extraction du corps étranger, et la guérison du catarrhe.

Chez les malades que je viens de citer il n'y avait pas encore de catarrhe vésical, mais seulement phlogose et irritation de la vessie ; les eaux minérales avaient directement participé à la diminution de la douleur, en rendant plus aqueuse l'urine

(1) Voir le rapport de M. Pelouze et de Gay-Lussac.

qui séjournait dans la vessie, elles ont agi comme émollient.

Traitement de la gravelle phosphatique.—Rare comme je l'ai dit en commençant, ordinairement compliquée de catarrhe, venant, soit des reins, soit de la vessie, elle ne doit être traitée par les eaux bicarbonatées sodiques qu'avec réserve.

Un habitant de Firmange, près d'Ambert, Guill..... Delorme, était venu à Vichy, dans l'espoir de guérir un catarrhe de vessie très-intense ; son état empira promptement ; je trouvai en le sondant une énorme pierre sur laquelle la sonde exploratrice rendait un bruit sourd, ce qui indiquait une pierre tendre. Je l'opérai à l'hôpital de Vichy, où M. Noyer avait bien voulu l'admettre, et je parvins à le guérir après beaucoup de soins et de ménagements. La pierre était de phosphate de chaux poreux et friable ; elle donnait à l'écartement de l'instrument presque 5 centimètres de diamètre.

Les eaux carbonatées calcaires, telles que Pougues, Contrexeville, conviennent mieux à cette maladie : en effet, dans la gravelle phosphatique, l'urine est ammoniacale, irritante et caustique pour la muqueuse de la vessie, dont l'inflammation, fournissant du muco-pus, devient à son tour une cause d'alcalinité et de catarrhe, véritable cercle vicieux pathologique duquel on ne peut sortir sans changer d'abord la nature de l'urine. Eh bien ! chose remarquable et avérée, mais inexpliquée jusqu'à ce jour, les eaux de Contrexeville et de Pougues, qui contiennent des carbonates de chaux et de magnésie, joints à de la silice soluble et à de l'oxygène libre, rendent à l'urine son acidité normale mieux que ne le font toutes les limonades minérales, que l'on prend en grande quantité et sans effet (1) : elles lui donnent aussi une limpidité inco-

---

(1) On peut essayer d'expliquer de différentes manières cette réaction acide communiquée à l'urine par les eaux de Contrexeville.

1° L'acide phosphorique rend les urines acides, d'alcalines qu'elles étaient

lore presque aqueuse, parce qu'elles sont peu minéralisées.

Il y a quelques années, M. F..., ancien notaire à Orléans, que M. le docteur Debrout nous avait confié, continuait, quoique guéri de sa pierre depuis quelques mois, et malgré les lavages vésicaux, les limonades, etc., à rendre des urines troubles, muqueuses, odorantes, très-ammoniacales. Une saison à Pougues a rendu à l'urine sa limpidité et son acidité normale.

Berzélius, dit M. Rayer, avait conseillé à un individu dont les urines étaient toujours alcalines, l'usage de l'*acide phosphorique* à dose croissante ; cela réussirait peut-être mieux dans la gravelle phosphatique que les autres acides minéraux. Chez la personne citée par Berzélius, l'acide phosphorique a causé une purgation qui a été suivie d'émissions d'urines acides et de dépôt d'acide urique. La purgation a cessé au bout de quelque temps et l'alcalinité de l'urine a reparu malgré les doses croissantes d'acide.

L'*acide benzoïque*, donné à l'intérieur à la dose de quelques grammes, communique à l'urine une odeur alcoolique agréable; l'urine offre, en outre, cela de particulier qu'elle se conserve pendant plusieurs jours sans aucune altération apparente. Dans la gravelle phosphatique l'urine est trop alcaline, muqueuse, elle a mauvaise odeur, et sur le point de se croupir,

---

tant que l'effet purgatif persiste ; on peut admettre que les alcalis introduits par l'alimentation sont saisis par cet acide puissant et expulsés avec les fèces, sans être arrivés dans le sang.

2º La silice soluble (découverte dans cet état par M. Frémy), telle qu'elle provient du sulfure de silicium, contenue dans les eaux en question, est un acide aussi puissant que l'acide phosphorique. Il pourrait bien exercer un effet semblable à celui qu'a observé Berzélius.

3º Les sels de magnésie contenus dans ces eaux sont purgatifs, et j'ai observé à Vichy que les malades, que les eaux purgent, continuent à rendre des urines acides.

Mon ami, M. le docteur Cahen, a étudié l'effet purgatif des eaux de Vichy dans un mémoire intitulé : *Les eaux de Vichy sont-elles purgatives ?* lu à la Société d'hydrologie (voir les *Annales* de 1856-1857, p. 35 et 113).

si elle ne l'est déjà un peu avant d'être rendue. L'acide benzoïque aura l'avantage d'empêcher cette décomposition prématurée.

Les *injections vésicales émollientes*, pratiquées avec une seringue et une sonde, laveront la vessie et calmeront l'inflammation de la muqueuse.

Les *résineux*, comme le baume de Tolu, la térébenthine, etc., agiront comme l'acide benzoïque, en modifiant l'urine.

Les *bains sulfureux* exercent en pareil cas une action prompte et salutaire sur la maladie.

Le *régime*, dans la gravelle phosphatique, doit être plus animalisé que végétal. Les végétaux herbacés ont l'inconvénient d'introduire dans l'économie une trop grande proportion de sels à base de chaux.

J'ai omis de citer, au commencement, deux curieux exemples de calculs rénaux volumineux, extraits par des fistules et suivis de guérison, et un troisième semblable suivi de mort :

1° Madame Chevalier Kurts, femme d'un fumiste de la rue Saint-Jacques, après avoir longtemps souffert des reins, eut, dans la région lombaire, un abcès qui ne se fermait pas. Mon père fut appelé, sonda la plaie, et trouva un calcul qu'il écrasa par l'ouverture fistuleuse. La malade a guéri. (La pierre était formée d'un noyau d'oxalate de chaux entouré de phosphates.)

2° M. Quétil fils, soigné par M. le professeur Duméril et par mon père, eut un abcès dans l'aine après avoir longtemps souffert des reins. Cet abcès, tardant à se fermer, fut sondé, et on y trouva deux calculs gros comme des noisettes ; ils avaient cheminé lentement et développé cette inflammation suppurative. (Ils étaient formés d'acide urique enveloppé de phosphates et de carbonates). Le jeune homme a guéri, il est actuellement d'une stature colossale.

3° Le fils d'un négociant de Montbelliard avait consulté mon père pour des coliques néphrétiques très-violentes. Il est mort quelques années plus tard à New-York d'un abcès dans l'aine, au fond duquel on trouva une pierre.

FIN.

FIN DE LA TABLE.

CORBEIL, typographie de CRÉTÉ.